I0067208

CURACIÓN CON LOS ALIMENTOS
Una farmacia natural en tu cocina
© Adolfo Pérez Agustí

Edita: Ediciones Masters
28019 MADRID (Spain)
edicionesmasters@gmail.com
http://www.edicionesmasters.com
ISBN: 978-84-96319-73-8

CURACIÓN CON LOS ALIMENTOS
Una farmacia natural en tu cocina

"Que los alimentos sean tu única medicina", dijo hace siglos el gran médico Hipócrates, advirtiéndonos también sobre la inconveniencia de comer carne de animales. Por ello, la finalidad de este libro no es otra que la de ofrecer todas las posibilidades curativas que tienen los alimentos que comúnmente comemos, y dado que hasta ahora no se le han encontrado estas virtudes a los alimentos cárnicos (especialmente a los que proceden de mamíferos), es obligado centrarse solamente en el estudio y aplicaciones de los alimentos procedentes de la tierra, los vegetales y, con frecuencia, en los productos del mar pues, a fin de cuentas, la vida se desarrolló en el mar..

Sin embargo, hay que insistir en que el ser humano no necesita comer alimentos procedentes de otros animales y muy especialmente de los mamíferos. Los productos que nos proporcionan la tierra y el mar son suficientes para cubrir nuestras necesidades nutritivas y, al mismo tiempo, darnos un estado de salud óptimo. Si bien es cierto que ningún alimento o dieta nos pueden asegurar la salud ni la longevidad, las probabilidades de enfermar, y con ello deteriorar nuestra calidad de vida, son mucho mayores con la alimentación de mamíferos que con la vegetal. Mientras que la alimentación cárnica genera una larga serie de trastornos y enfermedades ampliamente demostradas, nadie cuestiona lo saludables que son los alimentos vegetales.

Pero como la polémica sobre vegetarianos y carnívoros sigue vigente después de cientos de años, vamos a dar por zanjada esta cuestión y centrarnos en el propósito de este libro, que no es otro que el lograr una mejor salud mediante los alimentos naturales que proceden de la tierra y el mar.

Capítulo 1

LA ALIMENTACIÓN EN LOS PUEBLOS LONGEVOS

Jfaf Lasuria, natural de Rusia y que llegó a vivir más de **ciento cuarenta años**, dijo que la fuente de la juventud se encontraba en cada uno de nosotros, pero que casi nadie sabe utilizar su propio cuerpo. Los científicos y expertos en alimentación, por su parte, en su intento de dar una dieta perfecta pero estándar, no tienen una idea tan filosófica de la salud y por ello tienen que rectificar periódicamente sus recomendaciones y conclusiones.

Puerto rico

Un intento de modificar la dieta de los habitantes de Puerto Rico, introduciéndoles carne de buey procedente de Argentina, trajo como consecuencia una disminución inmediata de la fertilidad de sus gentes. Sin embargo, cuando se hizo lo contrario con los esquimales y se les disminuyó la ración tradicional de carne de foca y grasas saturadas, siendo sustituidas por **legumbres y cereales**, su índice de natalidad se triplicó.

Esto nos lleva a una conclusión muy interesante, pues indica que en la naturaleza predomina por encima de todo la supervivencia de las especies, factor que está ligado fuertemente a la salud de los individuos.

Cáucaso

Los habitantes del Cáucaso siempre han tenido fama de fornidos, buenos jinetes y eficaces amantes de las mujeres, y llegan a sobrepasar con frecuencia los **cien años** de edad. Cuando llegan a los noventa años aún tienen ganas de volver a **casarse**, trabajan cuatro horas diarias e incluso se atreven todavía a ir de cacería. Un factor importante es que no necesitan trabajar para sobrevivir, ya que el gobierno les asegura una pensión digna y esto hace que se dediquen solamente a realizar aquellas labores que más les gusta.

En estas regiones la obesidad no se conoce y su régimen calórico apenas pasa de las **dos mil calorías**, incluso en épocas de frío o gran actividad. Comen **verduras y frutas** todo el año, carne una sola vez por semana, no toman sopas o caldos y nunca les faltan **tomates, pepinos, cebolletas y ajos**. Utilizan con generosidad las hierbas, tanto para condimentar sus comidas como para curarse, y su ración diaria de frutas está compuesta básicamente de **manzanas, caquis, granadas** y **uvas**. Los productos lácteos fermentados -yogur, **leche cuajada**- sin ningún tipo de conservantes o condimentos, sustituyen frecuentemente al agua como bebida.

Siguiendo con la búsqueda de cuál es el alimento clave (aunque ya hemos encontrado algunos, como son la leche fermentada y la utilización de hierbas), sabemos que su ración de grasas la sacan de las nueces (70 por 100 de grasa), lo que les asegura una gran cantidad considerable de grasas poliinsaturadas. El azúcar blanco no lo prueban, el cual sustituyen por la miel, mucho más nutritiva y saludable. No les gusta beber té ni café y, sin embargo, beben un vino elaborado por ellos mismos de muy bajo contenido alcohólico, aunque en los días fríos utilizan con frecuencia el vodka.

Hunza

Otro pueblo altamente saludable es el estado de Hunza, situado en el Himalaya, cuyos habitantes fueron inmortalizados en la novela *Horizontes Perdidos,* historia que posteriormente fue llevada al cine por Frank Capra. Según el príncipe Mohammed Khan, hermano del emir, el secreto de su larga vida reside en la ingestión diaria de **albaricoques secos,** en los cuales se encuentra la preciada **vitamina B15** o ácido pangámico, increíblemente prohibida en la mayoría de los países.

Situado a más de dos mil cuatrocientos metros de altitud, los habitantes de Hunza viven en casas de barro y piedra y tienen un régimen político poco democrático, aunque de leyes suaves. La edad media de sus habitantes sobrepasa los **noventa años** y es frecuente encontrarse con ancianos de hasta **ciento veinte años**, aunque el Gobierno se empeña en alterar las partidas de nacimiento de estas gentes, con el fin de que el resto del mundo deje de interesarse por ellos.

Como antes decía, los **albaricoques** forman la base de su dieta e incluso llegan a tomar la **almendra triturada,** siendo un sacrilegio para ellos tirarla, ya que en su interior está todo el secreto de su larga vida.

La carne solamente la comen en los meses fríos del invierno, toman abundantes **frutas y verduras,** beben **agua purísima** de los glaciares y realizan **largas caminatas** diarias. El café y el té son sustituidos por **zumo de albaricoque** y los niños chupan la **almendra del albaricoque** en sustitución de caramelos. Lo curioso de este alimento es que los expertos occidentales han prohibido desde siempre el consumo de la almendra del albaricoque, alegando que contiene una cantidad apreciable de *cianuro*, precisamente lo que le confiere su sabor amargo. Pero lo que no han explicado es que la presencia en nuestro organismo de la *betaglucosidasa* inactiva la toxicidad de ese *cianuro* orgánico y que la parte carnosa de la fruta contiene una enzima llamada *rodonasa*, la cual compensa los excesos de cianuro de la almendra.

Vilcabamba

Siguiendo con nuestro recorrido mundial llegamos al valle de Vilcabamba, situado a quinientos kilómetros de Quito (Ecuador), en el cual las mujeres alcanzan con frecuencia los **ciento veinte años** de edad y siguen dando a luz incluso a los cincuenta años. Su ritmo de vida es similar a los otros dos pueblos y consiste en una alimentación de no más de **dos mil calorías** diarias, **trabajo suave** pero continuo, aire y agua limpios, así como una dieta preferentemente **vegetariana**. Es curioso que ninguno de los pueblos más saludables centre su alimentación en la carne.

En este pueblo viven unas dos mil personas y otras tres mil más en las laderas. Su temperatura apenas varía de los 20°, salvo por las noches que enfría algo. Al igual que en los otros dos pueblos, sus casas están construidas con material sencillo, *barro* y *piedras*, y todos sus utensilios de cocina están elaborados con barro y ninguno contiene metales perniciosos.

Su consumo de hierbas es alto y no faltan la **menta** y las **hojas de naranjo**, con las que se hacen infusiones que sustituyen al café. La alimentación está compuesta esencialmente de **queso, frutas** y **verduras, principalmente papaya, maíz, plátano, cebada, uva, tomate y avena**. El azúcar lo toman natural, sin refinar, procedente de la **caña de azúcar**.

Este pueblo no conoce la obesidad ni la calvicie, y los hombres son capaces de realizar el amor hasta pasados los noventa años, algo que les llena de orgullo. Para muchos, el secreto de tan larga vida y fecundidad está en una raíz llamada **yuca**, similar a la patata, la cual la toman diariamente hervida.

Conclusión

Estos tres pueblos que hemos comentado tienen entre sí unos puntos en común altamente clarificadores:

1. Realizan ejercicio diario sin prisas; no compiten, solamente se mueven y trabajan
2. Apenas comen carne animal
3. Consumen frutas y verduras recién cogidas
4. Su ingesta calórica nunca es superior a las dos mil calorías
5. Apenas beben alcohol ni café, aunque elaboran sus propios aguardientes
6. Hacen uso abundante de las plantas medicinales
7. No toman azúcar refinado ni harinas blancas
8. Viven en lugares donde la polución no se conoce
9. No tienen que competir con otros pueblos

Capítulo 2

TABLA DE ALIMENTOS MÁS SALUDABLES

Evolución es el desarrollo de las cosas y organismos, por medio del cual pasan gradualmente de un estado a otro. Todas las especies y los organismos vivientes están sujetos a esta ley natural mediante la cual se adaptan a las **circunstancias adversas** y mejoran su propia especie. El ser humano es una más entre las especies pero en la escala evolutiva ocupa un lugar de privilegio, pues su adaptación al medio ha superado a cualquier otra.

Por ello, cuando queremos tener claro el concepto de alimento saludable para el ser humano debemos repasar nuestra propia escala evolutiva, pues simplemente con estos datos conseguiremos definir qué alimento es *natural* para nosotros, y cuál desaconsejable.

Para simplificar, el alimento más saludable, aunque ello no implique el más sabroso, es aquel que se encuentra más alejado de nuestra posición en esa escala de la evolución de las especies.

Preste especial atención a los siguientes puntos (los primeros puestos son los alimentos más perjudiciales):

Alimentos procedentes de primates

Como son los orangutanes, monos y gorilas, además del hombre. Aunque en occidente no se consuman alimentos procedentes de ellos, suelen ser comida habitual en otros lugares. Los *sesos de mono* y las *glándulas de gorila* constituyen un manjar en ciertas regiones de Asia y África, por mucho que nos escandalice. Respecto a la carne humana, la historia y los pueblos han condenado siempre el *canibalismo*, no sin razón. Incluso la costumbre de comerse a los recién fallecidos es práctica reprobable en todo el mundo, no por cuestiones éticas ni religiosas, sino porque los curanderos de entonces sabían ya la incompatibilidad que existía al comer alimentos similares a nuestra composición orgánica.

Alimentos procedentes de mamíferos

Principalmente la vaca, la oveja o el caballo. Son muy parecidos a nosotros en cuanto a que tienen mamas y un período de gestación similar, por lo que al ocupar el segundo lugar **no se deberían comer**, ni ellos ni los subproductos que generen. No existen diferencias en cuanto al sexo del animal, ya que tan perjudicial puede ser comer carne de vaca, como de toro, buey o ternera. El mal no está solamente en la cantidad de grasas que su carne contenga, sino en la procedencia, aunque puestos a valorar la calidad del alimento el mal será menor en la medida en que exista menos cantidad de materia grasa, al ser éste el alimento más difícil de digerir. Por este mismo motivo, siempre será más perjudicial un trozo de *tocino o panceta* que una *morcilla*, valgan como ejemplo.

El *mal de las vacas locas* es un ejemplo más de la ignorancia del ser humano, al pretender convertir a un rumiante en un carnívoro. En el caso de las vacas la insensatez llegó al paroxismo al hacerle comer al animal miembros de su propia especie, en un intento demencial de convertirles en caníbales.

Alimentos que elaboran los mamíferos

Especialmente la **leche**, así como ciertas partes de ellos que no contienen carne, como ocurre con los huesos o la piel. Respecto a la leche de vaca, el alimento estrella para muchos expertos, debemos decir que es vital para los cachorros y terneros de esos mamíferos, pero no para el hombre. El bebé humano debe consumir **leche de su madre**, no de un animal, por muy *"maternizada"* que nos la presenten. Una vez que la naturaleza retira la leche a la madre, el destete, el niño debería sustituir este alimento por otro igual de nutritivo, como por ejemplo los cereales. La leche, por tanto, es **para los bebés**, pues los adultos carecemos de una enzima del aparato digestivo llamada *renina*, la cual está presente en los niños y apenas en los adultos, manifestándose también cierta intolerancia a la lactosa.

En cuanto a los alimentos lácteos, **queso, yogur, kéfir**, al intervenir en su elaboración y fermentación ciertos microorganismos, se transforman ya en un alimento saludable y se pueden y deben consumir sin problemas.

Alimentos procedentes de las aves de corral o salvajes

Son el primer eslabón apto para el consumo humano y aunque no constituyen el alimento ideal se pueden tomar con moderación, lo mismo que sus productos. No obstante y como se ha demostrado en los trasplantes, ni siquiera los músculos procedentes de ellos están libres de producir rechazos, por lo que en primer lugar deberíamos concentrarnos en comer sus huevos, bastante más saludables que la carne. En ciertos países es muy apreciada la **carne de avestruz**.

Mamíferos procedentes del mar

Básicamente la **ballena,** el **delfín** y la **foca**. Suponen un salto a una escala diferente en nuestra evolución, ya que cuentan con caracteres similares y hasta un comportamiento depredador y familiar parecido, aunque el hecho de vivir en un medio diferente al nuestro les hace más aptos para nuestro consumo. No obstante y como quiera que son especies protegidas y existen otras alternativas para comer, evite consumirlos si puede.

Anfibios

Su consumo es más una moda exótica que una necesidad, por lo que no constituyen motivo de estudio serio y los puede comer si su paladar se lo permite. Entre ellos tenemos a las **ranas, sapos** y los batracios como las **salamandras**.

Reptiles

Tienen alguna similitud orgánica con los humanos pues poseen *pulmones*, pero que no son aptos para el consumo. En este aspecto, la maldición bíblica que pesa sobre ellos no es una casualidad, ni fruto de la imaginación, orientándonos desde hace milenios para que no los comamos. Otros animales no venenosos, como la **tortuga marina**, se pueden comer, lo mismo que sus huevos.

Gusanos

Es posible que la sola mención de ellos le resulte desagradable pero hay quien los come, ya sea procedente de la tierra o del mar. Si los come por error no se preocupe, no le pasará nada, aunque algunas especies pueden desarrollar los huevos en su intestino.

Peces en general

Son el mejor sustituto de la carne de mamíferos y no aportan ninguno de sus inconvenientes, salvo que se **estropean** con velocidad de relámpago. Los puede consumir congelados y hasta crudos si es su gusto, pero tenga en cuenta que las **proteínas** solamente se digieren cuando se coagulan y para ello la acción del calor es la mejor solución. El **pescado azul**, de mar o río, es mucho más nutritivo que el blanco, aunque se debe tomar en menor cantidad. Como peces más saludables tenemos al salmón, la trucha, la caballa, el atún y el bonito.

Moluscos

Entre ellos los **caracoles marítimos,** las **ostras,** las **almejas** y **mejillones**, así como los **cefalópodos, pulpos** y **calamares**. Empiezan a estar tan alejados de nuestra escala evolutiva que son muy adecuados para la alimentación y no suelen dar rechazos ni intolerancias por su ingestión, siempre que se consuman sanitariamente frescos. Nos proporcionan abundancia de proteínas y sales minerales.

Crustáceos

Como los **cangrejos** (de mar o río), las **langostas** o las **gambas**. No es una casualidad que la naturaleza les haya dotado de una coraza protectora y quizá nunca debieran ser un manjar para ricos o sibaritas de la cocina. El hecho de que sean muy caros no les otorga mayor calidad nutritiva que a una **patata**, por ejemplo. Si le sobra el dinero y tiene suficiente tiempo para pelarlos, no hay inconveniente en que los coma ya que no son perjudiciales, salvo en gran cantidad.

Insectos

No se horrorice si hablamos de los insectos como fuente alimentaria para el hombre, ya que quizá, en un futuro, constituyan la mejor y más abundante despensa para nuestros descendientes. Salvo excepciones, cada insecto posee en su interior todos los nutrientes esenciales para la vida, sin faltar uno solo. Que le resulten agradables o no es otro asunto, pero quede claro que se pueden comer, salvo las **arañas** y **escorpiones**, artrópodos nada recomendables. Tampoco son aptos para el consumo humano coleópteros como los escarabajos y la cantárida (utilizado como afrodisíaco), aunque en épocas de penuria y aislamiento han sido alimentos que han logrado mantener con vida a presos y habitantes de las cavernas.

Capítulo aparte están ciertos productos elaborados por las abejas, como la **miel,** el **polen** y la **Jalea real**, los cuales son un alimento de extraordinario interés para el hombre y que gozan de buenas propiedades curativas. Otros insectos, como la mosca, no se consideran alimento válido para el hombre.

Zooplancton

Se trata del conjunto de organismos animales y vegetales que flotan y son desplazados pasivamente en aguas saladas o dulces. Es el producto formado por animales marinos y aunque todavía no constituye un alimento generalizado, son la **gran reserva** para los seres vivos.

Algas

Provistas de clorofila, ya no son el **alimento perfecto** del futuro sino del presente, especialmente cuando el hombre deje de emplear grandes esfuerzos para mantener y comer animales terrestres en lugar de recoger las algas del mar, sin cultivo ni grandes costes económicos.

Existen las variedades pardas, verdes y rojas, así como de procedencia marina, río o lago. Contienen un 50% de su peso en **proteínas** de un **valor biológico** superior a la carne, además de **grasas, vitaminas y minerales**, tan concentrados que con poca cantidad de alimento cubrimos nuestras necesidades. Se podrían obtener sin esfuerzo hasta *cien mil millones de toneladas al año*, cifra muy superior a la de los vegetales. Las algas de agua dulce tienen mejor sabor, son más nutritivas, pero al ser de menor tamaño son más difíciles de extraer y algo más caras.

Vegetales

Su valor como alimento es igual al de las **algas marinas** aunque, como contrapartida, requieren mucho trabajo tanto en la siembra, como en el cuidado y recolección. Son casi **el alimento perfecto** para el hombre, aunque se necesita mezclarlos entre sí para conseguir todos los nutrientes necesarios. Se pueden consumir **crudos** o manipulados, y su **tolerancia gástrica** es excelente lo mismo que el sabor, admitiendo toda clase de mezclas y son capaces incluso de **curar** la mayoría de las enfermedades del hombre.

No es cierta esa creencia de que los vegetarianos están anémicos, pues las personas que eligen voluntariamente comer solamente productos de la tierra suelen tener una cultura alimentaria muy superior a la media y no cometen errores en su alimentación.   Si su elección es consumir solamente los productos de la tierra es una elección sabia, pero procure que sean **integrales** o al menos poco manipulados. Lávelos bien para eliminar los tóxicos ambientales y cómalos **crudos** o **poco cocinados**. Salvo con algunos alimentos como las **espinacas**, no tire nunca el agua de la cocción y añada un poco de sal para que se cocinen mejor.

Semillas

Son el **alimento perfecto** para la mayoría de los seres vivos, incluido el hombre. Contienen todo lo necesario para la vida, no son necesarias grandes cantidades para alimentarnos, se desarrollan al abrigo de la contaminación ambiental, se conservan durante largas temporadas sin deteriorarse y se pueden comer enteras, sin manipulación ni cocción alguna. Cualquier ser humano podría **sobrevivir** perfectamente a partir de semillas. El **polen** y las semillas de casi todas las **flores** y **frutas**, solamente requieren una buena masticación o trituración previa para que se digieran y absorban en su totalidad.

Capítulo 3

EMPLEO DE LOS CONDIMENTOS, PICANTES Y ESPECIAS

Menospreciados en numerosas ocasiones, pero imprescindibles para los buenos cocineros, los condimentos alimentarios son también una buena manera de hacer apetitosos y digestivos la mayoría de los platos. Además, sus **propiedades medicinales** son muy importantes y empleados con sabiduría podemos conseguir curarnos de afecciones pequeñas, mientras disfrutamos de exquisitos alimentos.

Tan importantes fueron las especias en la antigüedad que nuestros marinos emprendían grandes y costosos viajes a ultramar con el fin de venir cargados, no solamente con oro, sino con valiosas especias que alcanzaban en el mercado un valor similar a las monedas.

La primera obra sobre las cualidades terapéuticas de las especias la escribió un tal Pablo de Egina, un médico del siglo VII que en su enciclopedia "Compendio de la Medicina en siete libros", hablaba maravillas sobre las propiedades curativas de los condimentos naturales. Con anterioridad a este sabio doctor, el histórico Vasco da Gama descubrió en uno de sus viajes un gran centro comercial sobre especias y gracias a ello, al llegar a su país, se convirtió en un afamado comerciante.

MISIÓN DE LAS ESPECIAS

Mucha gente opina que el valor de una especia o condimento es potenciar el verdadero sabor de los alimentos y dar buen olor a algo que por sí mismo no lo tiene. Confían más en mezclar distintos alimentos entre sí, realizando mezclas sofisticadas a las que ponen nombres aún más increíbles, que en añadir sustancias que aseguran ocultan y distorsionan el auténtico sabor. Son como esas personas que consideran una adulteración el mezclar café con leche, vino con gaseosa o utilizar aceite de soja.

Como veremos a continuación, los condimentos son en sí mismos un alimento y una planta medicinal, por lo que a veces constituyen una parte más importante en los platos que la comida misma.

Las diferencias

Antes de utilizarlos deberemos saber con precisión qué esperamos de ellos, al menos en cuanto al sabor, para no mezclar sabores incompatibles o al menos no deseados. Esta es la clasificación que nunca debemos olvidar:

Condimentos salinos

Se emplean en la mayoría de los platos, pero preferentemente en las carnes, guisos y muy especialmente en los feculentos. Se recomienda emplear la **sal marina**. Sus propiedades son las de aumentar la presión osmótica intestinal y con ello la de facilitar la absorción de los alimentos, excitar la mucosa bucal y la producción de **saliva**, con lo cual empezamos a realizar la digestión en la boca. También estimula el apetito.

Condimentos aromáticos

Su solo olor hace desear un plato aunque ni siquiera lo veamos. Entre los vegetales que dan más olor están el **ajo**, el perejil frito, el **tomillo**, el romero y el perifollo. También son muy intensas la canela y la vainilla.

Condimentos acres

Su sabor es muy enérgico y son elemento preferido para quienes poseen un estómago fuerte. Con el efecto más intenso tenemos a la **pimienta**, el **jengibre,** la **cúrcuma** y la mostaza, mientras que de efecto medio están los rábanos silvestres. Los más suaves son la **cebolla**, el puerro y las alcaparras. Todos ellos poseen propiedades notorias como antioxidantes y como factor antienvejecimiento.

Condimentos ácidos

Calman la sed y se emplean principalmente en platos veraniegos. Los más populares son el limón y el **vinagre**.

Condimentos grasos

Favorecen la ingestión de los alimentos secos. En este grupo se encuentran los **aceites**, las nueces, los cacahuetes, las almendras dulces, la mantequilla y la **margarina**.

DÓNDE EMPLEAR LOS CONDIMENTOS

Aunque cada cocinero tiene su secreto y sus gustos personales, estas son algunas de las aplicaciones más populares sobre el uso de los condimentos.

El empleo acertado de los condimentos se emplea en ocasiones para mejorar la digestión y la tolerancia a los alimentos.

Ajedrea:
Para aderezar pepinillos, dar aroma a salsas y ensaladas, así como para asados de cerdo y guisantes.

Usos medicinales:
Aunque esencialmente se la emplea como aromatizante culinario, tiene interesantes propiedades como digestiva, antiespasmódica, antiséptica y afrodisíaca. Es eficaz para eliminar parásitos intestinales y para mejorar la digestión de los alimentos. Corrige la tendencia al vómito, corta suavemente las diarreas tanto por su efecto astringente como por su acción antiséptica, y quita los dolores gástricos. También posee efectos afrodisiacos en ambos sexos, es expectorante en bronquitis y alivia las crisis asmáticas.

Ajo:
Se emplea en sopas, potajes, guisos, salsas y en crudo.

Usos medicinales:
Su mejor aplicación es para la arteriosclerosis, los zumbidos de oído, la hipertensión arterial y la pérdida de memoria en la vejez. Es eficaz también por su efecto antibiótico en las enfermedades del aparato bronquial, ya que al eliminarse por el aliento ejerce un efecto local muy poderoso como bactericida.
Se le reconocen propiedades contra el cáncer. Mejora también la diabetes, la gripe y los enfriamientos, teniendo en estos casos un efecto bactericida potente. Elimina los parásitos intestinales, previene la trombosis y alivia la claudicación intermitente.

Albahaca:

Por su olor es útil en pescados, sopas, salsas y ragout.

Usos medicinales:

Como carminativa, galactogoga y diurética. Se utiliza en la falta de apetito, gases intestinales, digestiones lentas y espasmos gástricos. Alivia las jaquecas y la tos. Externamente la infusión es útil para lavar heridas y eccemas. Mezclado con aceite alivia los dolores reumáticos y como colirio para la hemeralopia.

Anís verde:

Para dar aroma a pasteles y panes o galletas.

Usos medicinales:

Carminativo, digestivo y balsámico, se emplea para mejorar la digestión y eliminar los gases intestinales. Fluidifica la mucosidad bronquial, es diurético y mejora el asma. Las hojas secas sirven para hacer una tisana calmante.

Azafrán:

Elemento imprescindible en la paella y algo menos en sopas y bullabesa.

Usos medicinales:

Estimulante, digestivo, aperitivo. También se puede emplear en las amenorreas, el exceso de colesterol, la falta de apetito y el cansancio. Externamente alivia los dolores de dientes y mejora la gingivitis. Se emplea básicamente para elaborar colirios y agua para lavarse los ojos.

Canela:

De sabor exquisito, se emplea en dulces como el arroz con leche, pasteles, confituras, compotas y en diversos licores.

Usos medicinales:

Estimulante general, antiséptica, antiespasmódica y afrodisíaca. En atonías gástricas, flatulencias y meteorismos. En cansancios, mal aliento y menstruaciones irregulares. Mejora las digestiones pesadas, la flatulencia y la úlcera gastroduodenal.

Clavo:
Su sabor intenso obliga a emplear poca cantidad en estofados.
Usos medicinales:
Es un potente analgésico y antiséptico en uso externo. Estomacal, carminativo y antiespasmódico, así como expectorante y antitusígeno. También vermífugo intestinal. Internamente en flatulencias, meteorismo, atonías gástricas, cólicos y malas digestiones.

Cominos:
Imprescindible en las legumbres, queso y algo menos en pastelería.
Usos medicinales:
Digestivo, carminativo, galactógeno. Se emplea con éxito en la prevención de la aerofagia. Tiene la propiedad de evitar que se forme gas intestinal, por lo que su efecto es mayor tomado durante las comidas, incluso mezclado con ellas, especialmente en las legumbres. Junto con el laurel y el perejil, forma parte de las especias cuyo buen uso facilita los procesos digestivos.

Corteza de limón:
Para dulces a base de leche y en platos de pescado.

Cúrcuma:
En pescados, arroces, salsas y caldos.

Usos medicinales:
Se emplea como tónico estomacal pues estimula la producción de jugos gástricos, siendo adecuado para abrir el apetito y en la hipoclorhidria. Es colagoga, carminativa y reduce el colesterol. Es un potente antiinflamatorio.

Curry:
Para el arroz, pescado y ragout.
Propiedades:
Un número de estudios han mostrado que la reacción de los receptores del dolor a los ingredientes picantes en los currys, incluido el korma, deja al cuerpo que libere endorfinas y se acabe combinando con una reacción sensorial compleja a la variedad de especias y sabores, este efecto proporciona un deseo subsecuente de volver a necesitar o preferir en las siguientes veces de un curry picante.

Estragón:
En platos de carne, callos y ensaladas.
Usos medicinales:
Básicamente, se la reconoce como una especie culinaria estimulante del apetito y de las funciones digestivas. Internamente se administra en la anorexia, las digestiones lentas, la aerofagia, las infecciones intestinales, contra los parásitos intestinales y en las reglas dolorosas o irregulares.

Jengibre:
En carnes asadas, salsas, berenjenas y también en confituras.
Usos medicinales:
Alivia las náuseas y los mareos producidos por los viajes, también los vómitos matutinos de embarazada, y aquellos que son ocasionados por intolerancias medicamentosas.

Es antiespasmódico, mejora la digestión de las grasas, y se emplean en las enfermedades producidas por frío, pues genera calor interno. Se le atribuyen propiedades para estimular las defensas, como antiinflamatorio y para reducir el colesterol y la hipertensión.

Laurel:
Para platos de pescado, sesos, crustáceos y mollejas.
Usos medicinales:
De uso preferentemente culinario se le considera una planta antiespasmódica y digestiva, con ligero poder analgésico. Es sedante de la tos, calma los dolores gástricos y los vómitos de origen digestivo. Regula las palpitaciones cardiacas y suaviza las crisis asmáticas.

Mejorana:
Imprescindible en pizzas, pastas y ensaladas.
Usos medicinales:
Es digestiva, antiespasmódica y diurética. Su uso más frecuente es como digestiva, espasmolítica y carminativa, así como sedante suave. Tiene poder antiséptico en las infecciones urinarias y es ligeramente hipotensora.

Menta:
Para dar aroma a platos de carnes blancas y pescados.
Usos medicinales:
Es antiespasmódica, carminativa, antiséptica, balsámica y afrodisíaca. Sus usos más frecuentes son como saborizante de otras hierbas, en licorería, ambientadores y cosmética. Sin embargo, es también un buen remedio para mejorar la función biliar, evitar las malas digestiones, impedir la formación de gases intestinales y suavizar los espasmos. Igualmente nos ayuda

a combatir el mareo de los viajes, el vértigo, las palpitaciones nerviosas, los dolores de cabeza y fluidificar las vías respiratorias. Externamente tiene buenas propiedades como antiséptico, antineurálgico, antidoloroso en problemas reumáticos y para aliviar los dolores dentales.

Mostaza:
Esencialmente en carnes, perritos y salsas.

Nuez moscada:
Para salsas besamel, picadillos, croquetas de carne y estofados.
Usos medicinales:
Su fuerte aroma la hace idónea como aromatizante en licorería y guisos. También se le reconocen propiedad como carminativa, estimulante general, antiséptica y como reforzador de las defensas. Es útil para diversas patologías del aparato digestivo, como dispepsias, gases, colitis espasmódicas e infecciones gástricas. Es un poderoso estimulante uterino y por ese motivo se emplea en las amenorreas y para estimular las contracciones en el parto.

Paprika:
En pollos, salsas, arroz y huevos.

Pepinillo:
Casi exclusivamente para entremeses y ensaladas.

Perejil:
Muy extendido en platos de pescado, mejillones, caracoles y bacalao.
Usos medicinales:

El perejil es considerado como una planta digestiva, que ayuda a la hora de hacer mejor la digestión, previniendo o aliviando los espasmos intestinales y los síntomas tan molestos causados por las digestiones lentas.

Además de estas cualidades digestivas, por su contenido en fibra se convierte en una opción natural interesante a la hora de regularizar el tránsito intestinal.

Por su riqueza en potasio y su efecto diurético, el perejil también es recomendado como hipotensor.

Promueve el flujo menstrual y combate los dolores de la menstruación. Puede ayudar a provocar una menstruación que se retarda.

Combate el mal aliento por su riqueza en clorofila, siendo recomendable masticar tallos y hojas de perejil.

Pimentón:
En sopas y guisos.
Usos medicinales
Se utilizan a menudo como un quemador de grasa natural y analgésico, para tratar las úlceras, aumentar el metabolismo, mejorar la circulación, estimular el sistema inmunológico. Ayuda a la digestión, náuseas, la artritis, pleuresía, enfermedad de Raynaud.

Como un tónico para el corazón, los riñones, los pulmones, el páncreas, el bazo y el estómago y para tratar el herpes, herpes zoster y el reumatismo. También se conoce para combatir escalofríos y se ha utilizado para tratar los juanetes, la psoriasis, la pleuritis y pericarditis.

Pimienta negra:
Ampliamente empleada en platos fuertes de carne, pescados grasos, conejo y coliflor.

Usos medicinales:
Potencia los efectos terapéuticos de la cúrcuma, especialmente sus propiedades amtiiinflamatorias.

Tomillo:
Como adobo para ensaladas y aceitunas.
Usos medicinales:
Es el mejor antibiótico natural disponible. Es estimulante, balsámico y carminativo. Eficaz en infecciones de vías respiratorias, especialmente amigdalitis, enfisema, bronquitis y tos irritativa. Insuficiencia biliar, digestiones lentas, gases intestinales, parásitos y falta de apetito. Estimulante nervioso y cerebral, cansancio. Externamente para curar infecciones de piel, vaginitis, estomatitis y contra la caída del cabello.

Vainilla:
En platos dulces, licores y chocolate.
Usos medicinales:
La vainilla tiene propiedades antidepresivas debido al hidroxibenzaldehido. Eleva el ánimo, contrarresta la melancolía y la tristeza.
Externamente es analgésica y aséptica muy utilizada en odontología y para elaborar productos como pasta de dientes, colutorios, etc.

Capítulo 4

LIMPIEZA Y CONSERVACIÓN DE LOS ALIMENTOS

La mayoría de los alimentos vegetales se tienen que lavar antes de su consumo, incluso aquellos que tienen cáscara. De no hacerlo así podemos conservar en nuestras manos durante bastante tiempo microorganismos perjudiciales para la salud. Si el alimento lo vamos a comer entero no es solamente la tierra que pueda estar adherida lo que debe preocuparnos, sino toda la suciedad que puede existir en el proceso de manufacturación.

Un alimento puede estar contaminado:

1. Por su contacto con el aire viciado, pues no siempre las plantaciones están en lugares alejados de las ciudades.
2. Porque encima de ellos se hayan posado insectos, pájaros o parásitos, los cuales pueden haber dejado ahí sus excrementos.
3. Porque han sido elegidos por otros animales para refugiarse, restregarse o comerlos.
4. Por los abonos o pesticidas empleados.
5. Por al agua de riego.
6. Por la presencia de materias fecales o residuos tóxicos.

La contaminación puede continuar por:

1. La incorrecta recolección a mano o con maquinaria especial.
2. El proceso de manufacturado en las cadenas de envasado.
3. El blanqueado, refinado, pulido y quizá barnizado para darle un buen aspecto. Esta manipulación, aunque aparentemente libre de gérmenes, puede aumentar aún más la toxicidad de las sustancias perjudiciales que vengan del proceso anterior.

El largo camino hasta la boca

Si son alimentos perecederos, pueden seguir dos caminos: o se envían directamente a los mercados o se conservan en cámaras especiales; tanto uno como otro puede incidir negativamente en la salubridad. Si son enviados directamente a las industrias tendrán que ser manipulados por máquinas o personas, envasados, metidos en camiones y finalmente depositados en los mercados. Allí acudirán cientos de personas, con sus problemas de salud personales (¿quién está libre de tener alguna enfermedad?), y cargarán los alimentos en sus vehículos particulares o portados en bolsas que seguramente atravesarán calles fuertemente polucionadas. Cuando por fin llegan a su domicilio particular, y si el alimento ha conseguido escapar hasta entonces de las garras de la contaminación, aún le queda mucho camino que recorrer para llegar inmaculado al estómago del ciudadano.

Metido en bolsas de plástico será depositado finalmente en la cocina, con suerte, y cocinado inmediatamente, aunque lo más probable es que se guarde en frigorífico a la espera de ser consumido algún día. La descongelación, el cocinado, y la conservación posterior serán las últimas pruebas a las que se verá sometido.

Pero si, como decimos, el alimento no llega tan rápido al consumidor, hay que conservarlo y para ello entran en juego los aditivos, los conservantes, los estabilizadores y los antioxidantes, entre otros.

¿Existe todavía alguna duda de que los alimentos hay que lavarlos concienzudamente antes de comerlos?.

Lavado

Si sumergimos los productos vegetales en agua durante cortos períodos la pérdida de nutrientes será menor que si los sumergimos largo tiempo. Por tanto, es mejor lavarlos cinco veces seguidas durante un minuto cada vez que meterlos en agua durante cinco minutos continuados.

Es mejor lavar los alimentos enteros, en lugar de cuando se cortan en trozos o rodajas, ya que en este caso la pérdida será mucho mayor.

Si cogemos los productos directamente de la huerta bastará el simple lavado superficial para quitarles la tierra que pueda haberse quedado pegada. Hay que procurar no quitar la cáscara externa de los vegetales y comerlos íntegramente, ya que allí es donde están concentradas la mayor parte de las vitaminas. Si se hace necesario pelarlos quitaremos solamente la parte externa imprescindible.

Los vegetales de hoja verde conservan las mejores propiedades precisamente en las hojas externas, las más verdes y grandes, ya que las del interior son poco nutritivas al carecer de clorofila y no haber recibido apenas la luz solar. Desgraciadamente, la mayoría de la gente desprecia las hojas externas y las tira. Solamente se deben desechar las partes golpeadas, de color diferente al resto, duras, marchitas o que hayan sido comidas por los insectos o pájaros.

CONSERVACIÓN

Si desea almacenarlas algún tiempo no las corte, ya que enteras se conservan mucho mejor. Las frutas deberán dejarlas a la temperatura ambiente, ya que la mayoría de ellas se adquieren todavía un poco verdes y así madurarán mejor. Como ejemplo, las frutas que aguantan más tiempo sin estropearse son: las manzanas, melones y los cítricos, los cuales pueden durar hasta 7 días a temperatura fresca. Los albaricoques, plátanos, uvas, melocotones y ciruelas, se conservan durante 5 días. Finalmente, apenas duran uno o dos días las fresas, las cerezas y los higos frescos.

Las hortalizas que mejor aguantan el almacenaje son las que están duras y sanas, y las que ofrezcan dudas deben ponerse en el frigorífico en bolsas de plástico. Las que más aguantan son las patatas y las cebollas, las cuales pueden durar varios meses en un lugar ventilado y oscuro. Después están la remolacha, las zanahorias, los rábanos y las coles, con una duración de dos semanas. Le siguen las judías verdes, coliflor, los pepinos, el apio, los pimientos verdes y los tomates maduros, los cuales aguantan apenas 5 días. Para final tenemos a los espárragos, el brécol, las lechugas, las espinacas, los champiñones y las coles de Bruselas, con una duración inferior a los dos días.

Otros alimentos

Aceitunas:
Hasta 9 meses bien cerradas y sin aditivos.

Aceite:
Una vez destapado, el de oliva dura 12 meses. Los de semillas menos.

Azúcar:
El azúcar blanco se conserva sin problemas un año, pero el moreno se endurece si no está perfectamente tapado, aunque puede consumirse igualmente.

Bacón:
10 días en frigorífico y bien cerrado.

Café:
El molido puede aguantar cerrado hasta un año, pero abierto solamente una semana. El instantáneo, hasta un mes una vez abierto.

Cubitos:
Casi un año, pero siempre que no exista humedad a su alrededor.

Embutidos:
Apenas dos días si el envase está abierto y en nevera.

Frutos secos:
Los que se compran a granel unos 6 meses, aunque depende de la cantidad de grasas que tengan.

Galletas:
Una vez abierto el envase 10 días. Un poco más si se guardan en una lata con terrones de azúcar.

Harina:
Hay que mantenerla en recipientes semiabiertos. Dura hasta un año.

Huevos:
Hasta 1 mes en nevera.

Leche fresca:
Bien cerrada, dos días en frigorífico.

Legumbres:
Pueden durar años, aunque se van endureciendo poco a poco. Su tiempo óptimo son 12 meses.

Mantequilla:
En su paquete original y frigorífico, 8 semanas.

Mayonesa casera:
Consumo inmediato.

Miel:
Salvo que coja humedad, dura años.

Pastas:
Tienen una larga duración, pero a partir de los 9 meses comienzan a endurecerse.

Pasteles:
Máximo 3 días en frigorífico.

Queso:
Los blandos apenas dos días en sitio fresco y algo más en nevera bien envueltos. Los quesos duros bien envueltos en papel de aluminio y en frigorífico hasta 3 semanas.

Alimentos que no se recomienda congelar:

Las manzanas enteras.
Los plátanos, aunque no pierden propiedades por ello.
Los quesos cremosos.
Las natillas y flanes.
La mayonesa.
El melón en todas sus presentaciones.
El merengue.
La leche.
Las patatas.
Los tomates.

Recomendaciones:

*Las **peras** hay que guardarlas siempre en nevera.*
*Los **albaricoques** se consumen maduros y de consistencia dura.*
*Las **cerezas** se guardan en nevera y se lavan solamente en el momento de consumirlas.*
*Las **nectarinas** no hay que consumirlas cuando estén duras.*
*El **pomelo** está sabroso bien frío y con un poco de azúcar.*
*Las **fresas** se lavan antes de consumirlas y es en ese momento en el cual se puede añadir azúcar.*
*El **Kiwi** se puede guardar varias semanas en nevera.*
*La **piña** en su punto se nota porque se pueden arrancar fácilmente las hojas.*

*Los **plátanos** no se deben meter nunca en nevera, aunque se pueden comer si la carne está caramelizada.*

Capítulo 5

EL COCINADO

Esto es lo que no debe hacer:

- Raspar, cortar, trocear o lavar los alimentos excesivamente.
- Poner demasiada agua para cocinar.
- Calentar la comida varias veces.
- Tirar el agua de la cocción, salvo excepciones
- Cocinar con demasiada temperatura.
- Poner lo que sobre en el frigorífico.

Diferentes modos de cocinar

Los **vegetales** hay que cocerlos casi siempre con poco agua, pero la suficiente para evitar que se quemen o que se peguen a la cazuela, al mismo tiempo que se debe disponer de una tapadera que impida expulsar los aromas y el vapor.

Las **hortalizas** se ponen con el agua hirviendo para reducir la pérdida de las vitaminas, aunque esto no puede evitar que se pierdan la mayoría de las vitaminas C y B. Si disponemos de olla a presión es mejor cocerlas así, ya que la pérdida es menor, al mismo tiempo que conservamos el sabor y no se deteriora el aspecto.

Para cocerlas sin agua, en su propio jugo, o bien se ponen en ollas especiales que no permiten la salida del vapor, o se hace a fuego muy lento. El método de cocer al vapor es quizá uno de los mejores, ya que el agua no está nunca en contacto con los alimentos y apenas hay pérdidas de nutrientes. Para ello se ponen las verduras en un cestillo perforado que no toque el agua. Otros métodos de preparar los alimentos vegetales incluyen el aceite, el cual puede empelarse en gran cantidad, como cuando freímos patatas, o con muy poca cantidad de aceite para rehogarlas simplemente. Otro sistema mixto consiste en rehogar las verduras en muy poco aceite a altas temperaturas, reducir la temperatura y añadir agua para que terminen cociéndose.

En la actualidad se está imponiendo de manera decisiva el cocinado con microondas ya que es más limpio (genera pocos humos), bastante rápido y hay muy poca pérdida de nutrientes. No obstante, los alimentos se suelen cocer bastante en su propio jugo y el sabor no siempre gusta. Para remediarlo se incluye un grill que produce un dorado externo, con lo que el sabor y el aspecto son bastante aceptables.

EL AGUA

Este elemento, el segundo en importancia para la vida, no es valorado lo suficientemente por las personas, ni en ocasiones por los médicos, pues con frecuencia es sustituido por **leche, zumos** o **caldos** que, aunque igualmente saludables, no pueden aportar las virtudes imprescindibles que el agua posee.

La obsesión por perder peso es tal que numerosas personas suprimen el agua en un intento de quitarse los kilos que le sobran y para ello recurren no solamente a dejar de beberla en las comidas, sino a tomar **diuréticos** para eliminarla, **saunas** para sudar, **fajas** antitranspirantes para quitarse celulitis y mil tonterías más. El daño tan tremendo que estas modas están causando a la población no ha sido justamente valorado, e incluso hay quienes siguen diciendo que el agua en las comidas no es recomendable porque disuelve los ácidos de la digestión y que no es malo si la sustituimos por **vino** o **leche**. Lo cierto es que cualquiera que sepa la composición de los jugos gástricos (bilis, ácido clorhídrico, enzimas, etc.) se dará cuenta de que el agua no disuelve nada y que su presencia es imprescindible para asegurar un bolo alimenticio suficiente, así como para lograr que se realice el tránsito intestinal de manera adecuada.

Nuestro cuerpo contiene hasta un 75 por 100 de su peso en agua y su función principal es mantener en suspensión los enzimas y demás sustancias orgánicas de las células. Cualquier reacción metabólica se desarrolla en presencia de agua, en la cual se encuentran suspendidos elementos subcelulares, entre ellos las mitocondrias, los ribosomas y el núcleo.

Al ser componente esencial de la sangre, el agua transporta todos los **nutrientes básicos** desde el intestino hasta cualquier lugar del organismo, así como el **oxígeno** combinado con la hemoglobina. Los productos de desecho producidos por el metabolismo son transportados por el agua, pasando primeramente por el hígado para ser de nuevo neutralizados, terminando en los riñones desde donde serán evacuados al exterior. Solamente algunos componentes, como es el caso de las **proteínas sanguíneas** y las **enzimas**, vuelven a ser recuperados siempre y cuando no exista un exceso de ellos, como puede ser una abundancia de vitaminas, minerales o glucosa. Este reciclaje de sustancias útiles es muy perfecto, aunque para ello es necesaria la presencia adecuada de agua y una buena función renal.

Regulador de la temperatura

El agua es nuestro regulador perpetuo de la **temperatura** y sin ella la producción de calor a causa de la combustión de los alimentos nos abrasaría en pocos minutos. Por este motivo hay que tener cuidado en no dar alimentos pobres en agua a personas debilitadas o desnutridas y mucho menos a las que tienen fiebre, ya que las concentraciones de elementos sólidos en el organismo aumentarían grandemente con el peligro de su vida. Cuando una persona come poco, al menos que no le falte el agua, así estará asegurando su mecanismo de termorregulación y su temperatura será estable.

En presencia de fiebre, el mejor medicamento es el agua

Transpiración

La transpiración es un mecanismo autónomo mediante el cual eliminamos agua continuamente y así contribuimos a **depurar** el organismo a través de la piel. Cuando es muy abundante la denominamos **sudoración**, que es un fenómeno a estimular y mantener, nunca a eliminar. Si a causa de problemas internos la sudoración es muy abundante (habría que averiguar la causa), deberemos administrar **más agua,** pero rica en **sales minerales**, con el fin de que se fije en el plasma y no sea eliminada con tanta rapidez a través de la piel. En este sentido, las **aguas de mesa** *pobres en sodio* no son una bebida saludable, aunque la publicidad insista en que "*aligeran*". Esta pobreza en el elemento básico del agua, el **sodio**, las hace menos recomendables para los niños, pues la carencia de minerales la aproximan mucho al agua de lluvia o a la nieve, tan puras que no son aptas para el consumo humano.

El agua, para que sea **saludable**, debe filtrarse a través de la tierra, absorbiendo así los **minerales**, y emplearse preferentemente cuando sale a través de las **fuentes** naturales.

Presencia en los alimentos

Afortunadamente para aquellas personas que no les agrada el agua, la casi totalidad de los elementos nutrientes contienen agua y así, por poner un ejemplo, la **carne** contiene un 60 por 100 de agua, el **pan** un 30 por 100 y las **frutas** un 90 por 100. La **leche** un 87 por 100 y el **queso** un 40 por 100. En el lado opuesto, las **almendras** solamente contienen un 5 por 100 y el **aceite de oliva** prácticamente nada.

Otra manera de obtener agua es a través del metabolismo, ya que tanto los **hidratos de carbono** como las **proteínas** se oxidan y producen dióxido de carbono y agua, eliminándose ambos por la respiración. Este principio es el que permite al dromedario vivir largos días sin agua en un ambiente seco, ya que en su joroba almacena mucha grasa, la cual al oxidarse produce agua.

Cuanto más sólido sea el alimento que comamos, más agua hay que beber

Regulación interna

Nuestro organismo suele avisarnos mediante la **sed** de su carencia en agua, aunque en ocasiones este aviso a veces no aparezca y no sea suficiente fiarse de él. Diariamente nuestro organismo necesita eliminar las sustancias de desecho, sea en invierno o verano, y es posible que en momentos de mucho frío o en ambientes húmedos no aparezca la sensación de sed y creamos que no es necesario el agua.

Por ese motivo, la cantidad mínima de agua que habría que beber, independientemente de los alimentos que comamos, debiera ser de **un litro** al día, aunque las recomendaciones actuales llegan a los **dos litros** diarios en circunstancias normales. Por supuesto, en verano y en ambientes calurosos o cuando hagamos deporte, se impone beber hasta **cinco litros** al día.

Una práctica altamente **peligrosa** es tomar una sauna **después** de realizar ejercicio, ya que a las pérdidas de líquido y sales minerales del esfuerzo habría que sumar posteriormente la eliminación forzada mediante la **sauna**, lo que provocaría sin lugar a dudas una deshidratación que, aunque momentánea, puede dar lugar a problemas serios. A corto plazo suelen darse lipotimias, y de continuar esta práctica aparecerán fenómenos de cristalización de los residuos disueltos y su depósito en articulaciones, tejidos o riñones. Las consecuencias ya se saben: cálculos renales, artritis, etc.

Deshidratación

La falta de agua en nuestro organismo es algo patente en la mayoría de las personas, lo cual no nos extraña dada la gran cantidad de refranes que existen hablando mal de ella, entre ellos los que la recomiendan solamente para lavarse o para los peces. Así como la mayoría de las enfermedades degenerativas están producidas por una **dieta** errónea, la carencia de agua acrecienta estos problemas, ya que es el único medio de que dispone nuestro organismo para eliminar tanta cantidad de **toxinas**.

Las **proteínas** necesitan diluirse en agua para poderse metabolizar y los **hidratos de carbono** producen gran cantidad de calorías que por fuerza deben ser enfriadas después con agua. Por tanto, la piel **deshidratada** es una consecuencia directa de la falta de agua y ninguna crema grasa ni hidratante puede corregir lo que es solamente una deshidratación. Si nuestro deseo es mantener la piel tersa hay que beber **más agua**, no hay otro remedio más eficaz y sencillo... ni barato.

Necesidades individuales

Para saber si bebemos el agua necesaria no hay más que fijarnos en la cantidad de **orina** que expulsamos, la cual nunca debiera ser inferior a medio litro diario. Lo saludable sería **un litro**, pero esto solamente lo logran aquellas personas que siguen un régimen vegetariano bien llevado.

Mediante los alimentos ingerimos por término medio 1,400 litros y en las bebidas quizá un litro. Si tenemos en cuenta que la cantidad a eliminar correcta sería un litro por **orina**, 0,150 por las **heces**, 0,450 por la **transpiración** y 0,300 por la **respiración**, nos daremos cuenta de la facilidad para acusar carencia de agua.

Las pérdidas de agua pueden aumentar cuando el ambiente es muy **seco**, cuando estamos a gran **altura** sobre el nivel del mar, o en tiempo tan **frío** que incluso el vapor atmosférico se ha congelado. En esas circunstancias, nuestro organismo se ve forzado a eliminar aire caliente y húmedo, lo que aumentará las necesidades de agua, por más que el ambiente exterior nos haga creer lo contrario.

El mejor alimento diurético es la sopa de apio

Diuréticos habituales

Otra manera de eliminar agua es mediante el consumo de productos o bebidas que estimulen la función renal, entre las cuales están el **té** y el **café,** así como cualquier otra bebida que contenga **cafeína**. Los **espárragos** son un ejemplo claro de alimento diurético, al cual podemos recurrir cuando queramos eliminar más líquidos de los normales, como es el caso de ingestión excesiva de tóxicos o proteínas. La diuresis forzada puede ser muy útil si está bien controlada, ya que así depuramos el organismo, pero no hay que olvidar beber agua después para compensar estas pérdidas.

El **alcohol**, a pesar de contener agua, no es un medio para apagar la sed sino todo lo contrario y prueba de ello son los efectos de la resaca, durante la cual se siente una gran necesidad de agua a causa del gran consumo de alcohol (y, por tanto, de calorías) que hemos bebido antes. Los alcohólicos, por tanto, suelen ser personas perennemente **deshidratadas**, ya que mitigan su sed con un nuevo consumo de alcohol, en la creencia de que su apetencia imperiosa de alcohol está producida por la drogadicción, cuando la mayoría de las veces es solamente una necesidad de agua lo que su cuerpo necesita. Si es usted una de esas personas que le gusta beber y dice que no puede evitarlo, la próxima vez cambie su vaso de **vino** por uno de **agua**; su síndrome de abstinencia desaparecerá enseguida.

Deshidratantes

El **aire acondicionado** también es un factor más que contribuye en verano a que la gente padezca sed crónica, ya que **absorbe humedad** y llega a resecar el ambiente extraordinariamente. Para comprobarlo no tiene nada más que conectar su aparato en invierno cuando los cristales de su cuarto de baño estén empañados de vapor. Al cabo de pocos minutos el vaho habrá desaparecido, tal es la apetencia de humedad del aire acondicionado. Si, además, de trabajar usted en un ambiente acondicionado suele beber **café** o **alcohol**, estará condenado a una pequeña **deshidratación** continua y peligrosa. No se extrañe pues si padece con frecuencia de **cálculos renales**, **hipertensión arterial**, **varices** y piel con **arrugas** prematuras. Y si aún esta deshidratación no le parece suficiente póngase todos los días de sus vacaciones a tostarse bajo el **sol**. Si así lo hace, los fabricantes de cremas antiarrugas se seguirán haciendo ricos con personas como usted.

Las arrugas prematuras son casi siempre una señal de poca ingesta de agua

Otros errores

También existen otras maneras de padecer falta de agua, como es el hecho de dar a los lactantes **leches** preparadas con una concentración de polvo mayor de la recomendada, por aquello de que le alimente más. También deshidratan las **papillas** muy concentradas, los sobres de **concentrados de proteínas** disueltos en poco agua o beber **zumos muy concentrados** sin restos de fibra (la cual evita que el líquido se expulse rápidamente.)

Otras causas son ponerse prendas con **tejidos sintéticos** que no transpiran y usar productos para impedir eliminar el sudor por las axilas y los pies, las dos partes de nuestro organismo más importantes en eliminación de líquidos.

Una advertencia, si tiene sed no beba agua de **lluvia** o de **nieve**, su pobreza en sales minerales es total y no son asimiladas adecuadamente por el ser humano.

Agua y deporte

El agua es también imprescindible para lograr buenas marcas deportivas y no puede ser sustituida por ningún otro líquido, mucho menos si éste contiene **alcohol**, como es el caso de la **cerveza**. Sin la presencia del agua el organismo del deportista se ve imposibilitado para eliminar la gran producción de calor generada y tanto el proceso **energético** como el **depurativo**, se ven seriamente afectados.

Hay que beber agua abundantemente **antes** del ejercicio, **durante** éste si es muy prolongado (pero ahora con una pizca de sal) y **después** para reponer las pérdidas de sales. No existe inconveniente en que los deportistas tomen suplementos de minerales para cubrir sus pérdidas por el sudor, pero hay que tomarlos muy diluidos en agua y para ello hay que seguir al pie de la letra las recomendaciones de sus fabricantes o incluso añadir el **doble** del agua recomendada.

La temperatura del agua para beber es mejor que sea ambiental y **nunca con hielo**, ya que la absorción se realiza peor cuando está demasiado fría.

También es útil realizar previamente algunos **enjuagues** por la boca antes de tragársela, ya que así la ponemos a la temperatura corporal y comenzamos a absorberla a través de la mucosa bucal.

Se debería beber agua incluso durante los ejercicios, aunque con un poco de sal

Aquellos deportistas que tienen por costumbre mitigar la sed mediante jarras de **cerveza** o vasos de **vino**, deberían saber que de esta manera acrecientan su problema, ya que el alcohol bloquea la liberación de la **hormona antidiurética**, HAD, la cual es imprescindible para regular la cantidad de agua corpórea y la proporción de sales minerales.

Aguas minerales

Las aguas minerales embotelladas suelen contener quizá una mayor riqueza de **elementos nutritivos**, pero lo más probable es que no sean mejores que la simple agua del grifo, ya que ésta procede del agua de río el cual, en su recorrido, recoge muchos más **minerales** que el agua de manantial. De todas maneras, es difícil creerse que puedan existir tantos manantiales como para llenar tantos millones de botellas de **agua mineral**. El único problema que nos puede hacer rechazar el agua corriente es su contenido en **cloro**, cuando es excesivo, así como las llamadas aguas **fluoradas**, en un intento de frenar la incidencia de caries. Esta última costumbre parece que va en declive, ya que la caries infantil sigue en aumento y, además, los efectos tóxicos del **flúor** empiezan ya a manifestarse en organismos debilitados y en los ancianos.

Cuando nos veamos en la necesidad de beber agua de dudosa procedencia lo mejor es mezclarla con **arcilla** y filtrarla después, ya que el tremendo poder bactericida de la arcilla elimina cualquier tipo de bacteria **patógena** de manera más eficaz que el **cloro**, el cual no está exento de peligro. Añadir una gota de lejía por litro de agua es otra práctica recomendada por las autoridades sanitarias cuando la salubridad del agua no está asegurada, pero solamente deberemos recurrir a ella cuando no tengamos arcilla a mano.

Agua del mar

El agua marina es rica en **cloruro sódico**, **yodo**, **magnesio** y ciertos elementos biológicos muy diversos, por lo que en principio no tiene porqué ser perjudicial si la bebemos. El problema es que la concentración tan alta de cloruro sódico provoca posteriormente una deshidratación mayor, lo que con seguridad lleva a la muerte. La posibilidad de que las aguas marinas estén contaminadas es un mal menor si lo comparamos con el exceso de sodio. Si conseguimos filtrar y eliminar parte del sodio contenido en ella se podrá beber, pero en cantidades mínimas, ya que si no nuestro organismo no puede asimilarla.

Hervir el agua

Otra costumbre muy extendida es hervir el agua que vamos a añadir a los biberones de los bebés, en un intento de suministrarle agua bacteriológicamente pura. Está tan extendida esta costumbre que hasta existen hervidores fabricados para tal fin, los cuales son recomendados por pediatras y farmacéuticos.

Pero este hábito quizá tuviera su razón en épocas de guerra o hace cincuenta años cuando el agua no era tan potable como ahora, pero en la actualidad es un sin sentido que causa más daño que bien.

El agua hervida pierde por **evaporación** la mayoría de sus **sales**, así como el **oxígeno**, y llega a tener unas características similares al agua de **lluvia** o **hielo**, la cual todo el mundo está de acuerdo en que no se puede consumir, ya que no se absorbe y da lugar a retortijones abdominales. **Batir** el agua, oxigenarla, antes de dársela al niño, restituirá en parte su contenido en **oxígeno**, pero no así en sus **sales minerales**, cuya carencia dará lugar a un sinfín de trastornos digestivos entendidos como gases, eructos, que los padres tratarán de mitigar administrando manzanillas o anises... elaborados con agua hervida.

Hervir el agua potable del grifo es una práctica innecesaria y, en ocasiones, perjudicial

Ningún niño tiene las defensas tan empobrecidas como para que su vida esté en peligro si toma agua del rifo, pero, aunque así fuera, hervir el agua no serviría apenas para nada, ya que el E. Coli (la bacteria más presente en el agua) no se muere con facilidad y son necesarios **veinte minutos** de hervor para destruirla. Sin embargo, para eliminar las sales minerales bastan unos pocos minutos.

El agua actúa como disolvente transportando, combinando y descomponiendo químicamente los carbohidratos, proteínas, grasas y sales. Este proceso metabólico se denomina hidrólisis y se produce continuamente en las células vivas.

Agua azul

Consiste en llenar con agua un recipiente de vidrio traslúcido, destapado, y exponerlo a la luz del sol al menos una hora. La acción de los rayos ultravioleta elimina las bacterias, los rayos infrarrojos ponen en movimiento las moléculas del agua, y al estar destapado se evapora el cloro existente. Además, el color azul intenso del envase aumenta la temperatura de color de la luz del sol hasta los 7.000 grados Kelvin, cerca del blanco puro. Esta suma de efectos cambia la memoria del agua, acercándonos a un elemento nuevo y de amplias propiedades curativas.

Capítulo 6

PRINCIPALES ALIMENTOS

ACEITUNAS

Cultivo:

El olivo es uno de los árboles más antiguos que se conocen y sabemos que desde el Mediterráneo se extendió a Egipto, Grecia, Chipre y Creta, ya que en esos lugares se dan las condiciones climáticas ideales para su desarrollo. Se adapta bien a los cambios estacionales, aunque no tolera inviernos con fríos de larga duración. Florece entre mayo y junio y si las temperaturas ya no bajan de los 15° dará lugar a un fruto (a partir del cuarto año) de color verde amarillento o morado. La recolección se suele hacer cuando las temperaturas han bajado bastante, en noviembre o diciembre. Su cultivo necesita poca agua y necesitará drenaje si el terreno es fértil y húmedo. Si todo es correcto llegará a medir 15 metros de altura y tendrá una copa considerable. En el caso de enfermar tiene una gran capacidad de regeneración.

Hay que podarlo convenientemente, sino los frutos tardarán hasta 12 años en salir.

Composición:

Ácido palmítico, esteárico, oleico, linoleico y linolénico.
Fitosterina, lecitina, enzimas, pigmento, principio amargo.

Propiedades:

Muy adecuado para controlar las cifras altas de colesterol, especialmente el LDL, mientras que aumenta la del DHL, el más beneficioso para la salud.

La aceituna es tónica, digestiva y favorece la limpieza del estómago. Ligeramente tranquilizante, antiinflamatoria, laxante y nutritiva.

El aceite alivia las resecas, corrige el estreñimiento, calma el picor de la caspa y los eczemas, hidrata la piel seca, reduce el exceso de jugos gástricos, contrarrestan el veneno de las setas y el pescado en mal estado.

Receta básica:

Se mezclan 250 gr de harina con 8 cucharadas soperas de aceite de oliva, 10 cucharadas de agua tibia y un poco de sal. Se amasa todo y hay que formar una bola ligeramente aplastada. Se envuelve en papel plástico y se guarda 30 minutos. Se pica cebolla, se mezcla con un poco de aceite de oliva, se añaden acelgas, sal, pimienta y 180 gramos de aceitunas sin hueso. Se unta un recipiente con aceite, se pone la masa extendida dentro con un pequeño reborde y se mezcla con lo que hemos preparado antes. Se hornea durante 30 minutos.

Si disponemos de aceitunas verdes, para quitarles el amargor hay que ponerlas en remojo en agua fría durante dos semanas. Después se ponen en un recipiente de cristal y se cubre de agua, sal y tomillo o cualquier otra hierba que nos guste. Se dejan por lo menos dos semanas antes de consumirlas.

Las aceitunas partidas se preparan machacándolas con un golpe seco y poniéndolas en remojo durante una semana, cambiando el agua con frecuencia. El último día se meten en un recipiente de cristal con una mezcla de hierbas y medio limón. Se llena con agua salada y se deja macerar dos semanas más.

Las aceitunas negras hay que ponerlas cuando están maduras en un lugar seco y después se ponen en un recipiente con algo de aceite en capas, espolvoreando cada capa con sal y limón. Se dejan reposar una semana, se añade sal y aceite y se mantienen así otros siete días antes de consumirlas.

ACELGAS

Cultivo:

No requieren un terreno especial para desarrollarse, aunque necesita cal, algo de abono y un lugar cálido. Puede sembrarse mediante voleo, a una profundidad de 3 cm y los 15 días se dejará una separación entre plantas de 25 cm Produce hojas durante todo el año, aunque la más abundante será a finales del verano.

Aunque resiste el frío es mejor protegerla de los vientos del norte. Para recolectarla se arrancarán las hojas externas, permitiendo con ello que crezcan las hojas centrales, procurando arrancarlas con la mano para no dañarlas.

Composición:

Contiene vitaminas A, B y C.

Aporta apenas 27 calorías. Tiene 90,8 gramos de agua, 1,6 de proteínas, 0,4 de grasas, 5,6 de carbohidratos y bastante calcio, fósforo y hierro.

Propiedades:

Es laxante y controla la excesiva acidez de la sangre. Disminuye la producción de ácido láctico y úrico, contribuyendo a evitar las agujetas en los deportistas.

Receta básica:

Hay que lavarlas cuidadosamente en agua hirviendo con sal, y se pueden emplear tanto las hojas como los tallos. Si empleamos éstos hay que quitarles la fibra superficial y cortarlos en trozos. Para que no se ennegrezcan se ponen unas gotas de zumo de limón.

El plato más esencial es simplemente rehogadas con aceite y ajo, aunque también son populares las mezclas con salsa de tomate, vinagreta o bechamel, así como rebozar los tallos con harina y huevo batido.

Otra receta consiste en ponerlas en una cacerola en la que hayamos rehogado previamente mantequilla y cebolla. Se pone también un huevo, pan rallado, sal, nuez moscada y pimienta, moviéndolo todo. Luego se puede darle forma similar a una hamburguesa, pasarlas por una mezcla de huevo batido y pan rallado y freírlas en una sartén hasta que se doren.

ACHICORIA

Cultivo:

De hojas ásperas, aunque comestibles, sus raíces se recolectan en primavera y otoño y se pueden secar a la sombra o al sol, indistintamente.

Suele crecer hasta 1,5 metros de altura, muy ramificada en la parte superior y posee una delgada raíz que la hace muy fácil de extraer con las manos. Florece a principios del verano en Europa, Asia y África, tanto en bordes de caminos, como en cunetas o praderas.

Pertenece al género de las Compuestas, el mismo que la **endibia** y **la escarola**. Estas últimas, aunque más sabrosas por ser menos amargas, pierden la mayor parte de los nutrientes y sus cualidades al privárselas parcialmente de la luz solar.

Composición:

La raíz, principio amargo, inulina, intibina.

Las hojas, principio amargo, intibina, glucósido, cichorina.

Ácido tánico, aceites grasos esenciales, pectinas, colina, resinas.

Propiedades:

Son laxantes y un excelente alimento como restaurador de las funciones hepático-biliares. Favorece la expulsión de bilis al duodeno, por lo que mejora la digestión de los alimentos y especialmente de las grasas. Con su raíz tostada se fabrica un sucedáneo del café, mucho más saludable y nutritivo, además de no tener ninguno de sus efectos secundarios. Puede consumirse incluso de noche y es apto para quitar el hábito del café, ya que mezclado proporciona un sabor similar.

Tiene importantes efectos depurativos, estimula el apetito y mejora la función renal sin forzarla.

Receta básica:

Se pueden consumir sus hojas como una verdura más, incluso añadida a guisos de patatas, o como ensalada, aunque así es ligeramente amarga.

Para utilizar la raíz hay que limpiarla previamente a fondo, lavarla, cortarla en rodajas y secarla rápidamente a una temperatura de 50°.

AGUACATE
Persea americana

Cultivo:

Es originario de Méjico, aunque ahora se cultiva en zonas del Mediterráneo. Tiene forma de pera y un hueso de gran tamaño en el interior. De color verdoso que se va oscureciendo con el tiempo cuando madura, es corriente comerlo con algo de limón para mejorar su sabor.

Soporta muy mal las heladas y requiere un suelo muy permeable, con humedad, pero que no se encharque, debiendo estar en un lugar con luz. Al tener flores hermafroditas hay que utilizar el polen de otro árbol ya maduro. Lo normal es comprarlos con cepellón en un vivero y plantarlo al comienzo del verano en un lugar de al menos 20 m2.

Composición:

Es rico en vitaminas A, B6, C, E y casi un 30% de grasa insaturada, además de tener una gran cantidad de potasio (500 mg/100 gr)

También contiene albúmina, minerales y algo de azúcar.

Propiedades:

Fortalece los huesos, mejora la visión, evita la formación de gases intestinales y tiene efectos beneficiosos en resfriados, catarros, jaquecas y neuralgias. Ayuda a bajar el colesterol. Tradicionalmente se cree que mejora los problemas sexuales y los trastornos circulatorios.

Externamente se emplea su aceite para afecciones reumáticas y los dolores de la gota. Es antioxidante y aplicado en pasta mejora la piel áspera, las rozaduras, las quemaduras solares y los eczemas.

Estimula el apetito, tonifica el sistema nervioso, regula la menstruación y alivia la tos.

La semilla del fruto, tostada y molida, es un buen diurético.

Receta básica:

Se parte por la mitad, se le extraen las semillas y la pulpa, la cual se puede extender sobre pequeños trozos de pan para hacer canapés, sazonándolo con sal y zumo de limón. También se puede emplear la cáscara vacía para rellenarla con langostinos y tomates triturados, con atún, yema de huevo, sal y zumo de limón y algo de la pulpa, o también en platos dulces como relleno en tartas y bollos. Hay que meterlo en el frigorífico para servirlo frío.

Notas:
No coma aguacates si está tomando antidepresivos IMAO.

AJO

Cultivo:
Los bulbos se desentierran cuando las hojas empiezan a marchitarse en septiembre y se almacenan en sitio fresco y seco, bien soleado y protegido del viento, aunque una vez cortados hay que mantenerlos a la sombra. Se planta en primavera.
Originario de Asia central, se usa en toda Europa, en la India y en China, aunque todavía existen muchos prejuicios contra él. Pertenece a la familia de los tubérculos y está relacionado con la cebolla. Sus hojas son verdes, planas, de filos lisos y suaves, con flores blancas o teñidas de rosa.
Hay que consumirlo con su piel, duros, bien secos y con el color blanco. Su carne debe ser jugosa, de olor intenso pero agradable.
Composición:
Aceite esencial con disulfuro de alilo, alina, alisina, vitaminas A, C y nicotinamida.
También hierro, fósforo, calcio, proteínas y carbohidratos.

Propiedades:
Sus propiedades terapéuticas son muchas y muy importantes y abarcan desde la arteriosclerosis, los zumbidos de oído, la

hipertensión y la expulsión de parásitos intestinales. Tiene un potente efecto antibiótico, es sudorífico, energético y en la antigüedad se empleaba con éxito para tratar las mordeduras de serpientes, de escorpiones y de los mosquitos.

Se le han encontrado efectos curativos, además, en las fiebres tifoideas, asma, bronquitis y diabetes.

Para que sea eficaz hay que ingerirlo crudo, aunque si el efecto sobre el aliento es muy intenso se puede atenuar con algo de perejil. De todas maneras, en el comercio existen cápsulas de ajo pulverizado o solamente a base del aceite, las cuales se absorben en el intestino y apenas se nota en el aliento.

Localmente se emplea para curar la piorrea, fortalecer las encías y los dientes, aunque para ello es obligado masticarlo o, en su defecto, comer tostadas de pan con ajo, tomate, aceite y perejil.

Se le han reconocido también importantes efectos antirreumáticos, aunque hay que tomarlo bastante tiempo ya que su utilidad es como curativo, no como antiinflamatorio. Actúa también como un eficaz fluidificante de la sangre, lo que es gran utilidad cuando existe riesgo de trombosis o arteriosclerosis.

Receta básica:
Hay muchas recetas populares para el ajo entre ellas: el ali-oli, el cual se hace mezclando yema de huevo, ajos, sal, pimienta y aceite, aderezando con ello patatas cocidas. La popular "sopa de ajo" se elabora friendo ligeramente ajos y pimentón en un poco de aceite e incorporándolo a una olla que contiene agua hirviendo. Se añade el pan cortado en rodajas, se deja hervir 30 minutos y se puede añadir entonces un huevo batido.

La tortilla de ajos también es un plato tradicional que consiste en poner a freír ajos cortados previamente y cuando ya estén dorados se incorporan los huevos batidos.

ALBARICOQUE

Cultivo:
Tiene una fruta redonda, aterciopelada y una nuez muy amarga. Crece bien en lugares cálidos y en sus casi noventa años de vida puede llegar a dar más de 120 kilos de frutos.

Composición:
Muy rico en vitamina A, hierro y cobre.
En el hueso se encuentra la preciada vitamina B-15 (ácido pangámico), la cual se considera la fuente de la eterna juventud. También contiene potasio.

Propiedades:
El fruto, por su riqueza en vitamina A es adecuado para mejorar la visión nocturna y disminuir la sensibilidad a los deslumbramientos. También mejora la pigmentación cutánea por su riqueza en carotenos.
De la nuez triturada se extrae la vitamina B-15 la cual nos puede servir como antidepresiva, rejuvenecedora y como ahorradora de oxígeno. Esta acción es útil en disneas, insuficiencia pulmonar, asma y apneas nocturnas y entrenamiento aeróbico intenso. Es un buen energético y mejora el riego cerebral sanguíneo.
Es astringente si se toma fresco y laxante cuando está seco.
El albaricoque es un eficaz antianémico, mejora los intestinos delicados, el raquitismo, la falta de apetito, los problemas del sueño y si se come con la piel es laxante. Estimula el crecimiento infantil y mejora las depresiones.
Con el zumo se puede hacer una buena crema para el cutis.

Receta básica:

Se parten los frutos por la mitad guardando el hueso y lo ponemos a hervir con agua y azúcar y algo de vainilla. Previamente tendremos preparado un arroz con leche al que añadiremos en el último momento dos yemas de huevo y mantequilla. Se ponen encima los albaricoques, unas guindas y se rocía con jarabe de albaricoque.

ALCACHOFAS:

Cultivo:
Buscamos un terreno bien drenado, fértil, protegido de los vientos y que le dé el sol. El trasplante lo debemos hacer en verano y se hace con una separación de 90 cm aprovechando para regarlo en abundancia. Cada verano añadiremos abono o estiércol, mientras que la recolección se hará en invierno. Se cortan sus cabezuelas, en primer lugar, la yema principal y las laterales si miden al menos 2 cm podemos esperar tres cosechas antes de que exijan un nuevo terreno.

Composición:
Fósforo, calcio, hierro, manganeso e inulina.
Principio amargo, mucílagos, enzimas (amilasa, invertasas, catalasas, oxidasas, cinarasas, ascorbinasas).
Vitaminas A, B-1, B-2 y C.

Propiedades:
Son muy populares sus propiedades para restaurar las funciones de hígado y vesícula, aunque para ello son mucho más eficaces las hojas y el tallo, los cuales por desgracia se eliminan porque son muy amargos. De todas maneras, los frutos conservan parte de sus propiedades curativas y nos ayudarán a eliminar cálculos

biliares, mejorar el apetito de los niños y estimular ligeramente los riñones por su efecto diurético.

Es depurativa, digestiva y no engorda.

El zumo preparado en licuadora es especialmente terapéutico, aunque algo amargo, por lo que se recomienda mezclarlo con zanahorias o zumo de remolacha.

Es colerética, mejora las dispepsias, las flatulencias, la albuminuria crónica, las anemias postoperatorias y la arteriosclerosis.

Favorece la oxidación de los carbohidratos.

Receta básica:

Hay que elegir aquellas alcachofas que tengan las hojas apretadas, sin manchas negras y consumirlas enseguida, ya que en caso contrario es recomendable sumergir sus tallos en agua hasta que las vayamos a consumir.

Se cortan los tallos y las extremidades de las hojas y se separan, sumergiéndolas en agua si queremos cocerlas. El tiempo de cocción es de 45 minutos.

Las alcachofas rellenas son un plato muy popular y consiste en cocerlas y una vez frías se vacía su parte central de las hojas tiernas. Aparte se hace el relleno con un refrito de ajo, cebolla, perejil y el picadillo de sus hojas y se le añaden unas yemas de huevo. Con esta mezcla se rellenan y se tapan con clara a punto de nieve. Se meten en el horno para gratinarlas, rociándolas con aceite para que se doren.

ALFALFA

Cultivo:

Resulta difícil de asimilar que una planta empleada como alimento para los caballos sea al mismo tiempo un excelente plato para la cocina humana. Esta leguminosa enriquece el suelo donde crece al fijar el nitrógeno en el suelo, por lo que siempre es útil sembrarla en las tierras de cultivo.

La alfalfa que se utiliza para el consumo humano no contiene la fibra bruta que la recubre, imposible de digerir salvo por los rumiantes.

Composición:

Contiene calcio, fósforo, magnesio, cloro, sílice, aluminio, potasio, azufre, sodio y la mayor parte de las vitaminas, incluidas la K y la U. También aminoácidos como la fenilalanina, arginina, leucina, treonina, lisina y valina, así como sustancias estrogénicas.

También es rica en lipasa, coagulasa, invertasa, amilasa, emulsina, peroxidasa, proteasa y pectinasa, lo cual le da unas extraordinarias propiedades en la digestión de los alimentos.

Propiedades:

Es un excelente remedio interno contra la caída del cabello. Mejora las úlceras gastroduodenales, potencia la coagulación sanguínea, corrige la deficiencia hormonal en la menopausia, es revitalizante, antiinfecciosa inespecífica y preventiva de la arteriosclerosis. Muy adecuada como nutriente completo en casos de debilidad, anemia, convalecencias, raquitismo y falta de apetito.

Estimula la función renal, regula la flora intestinal, la artritis y corrige la ictericia al reforzar las paredes vesiculares y evita el raquitismo por su contenido en vitamina D.

Receta básica:

El germinado de sus semillas es la forma más adecuada de comerla y la más nutritiva de todas. Se ponen las semillas en un plato y se sumergen en agua durante una hora, en lugar oscuro. Esa agua se cambia continuamente durante 24 horas, se escurren y entonces se ponen en un lugar muy cálido, pero totalmente tapadas sin que les dé el sol ni el aire. Cuando están germinadas lo mejor es comerlas en forma de ensalada con aceite y vinagre.

ALMENDRA

Cultivo:
Pertenece a la familia de las Rosáceas y se emplea la semilla encerrada dentro del fruto. Originario de Siria se cultiva ampliamente por las regiones mediterráneas.
Los frutos se recogen a finales del verano.
La fruta está recubierta por una envoltura muy fuerte, en cuyo interior está la semilla comestible.

Composición:
Aceite con ácido linoleico y oleico. Albúmina, azúcar, mucílago y enzimas.
Contiene fósforo, potasio, magnesio, calcio, hierro, azufre, cloro, aluminio, manganeso, cobre y zinc. También vitaminas A, E, B-1, B-2, PP.
Tiene un 21% de proteínas, 18% de carbohidratos y 53% de grasas.

Propiedades:
Es muy energética y aporta calorías en abundancia en la época de los fríos. Favorecen la lactancia al estimular la subida de la leche materna, mejoran las afecciones del sistema nervioso y tienen un interesante efecto antiséptico a nivel intestinal.
La leche de almendras es un alimento especialmente recomendado para hepáticos y personas desnutridas. También se

le han reconocido propiedades para mejorar el eccema infantil, las diarreas por intolerancias digestivas, mejorar su desarrollo y ayudarles a recuperarse después de las infecciones.

Externamente se emplea su aceite como suavizante de la piel y para aliviar escoceduras en los bebés, limpiar la piel maquillada y evitar las arrugas prematuras.

No deben comerse las almendras amargas por su contenido en ácido cianhídrico.

Receta básica:

Las más populares son la leche de almendras, que se encuentra comercializada con o sin azúcar, los mazapanes y los turrones. Los mazapanes se elaboran con almendras molidas, azúcar y yema de huevo mezclados y batidos. Se dejan macerar una hora, se le dan entonces la forma que más nos guste, se pintan con clara de huevo batida a punto de nieve y se meten a horno moderado para que se tuesten por fuera.

Las almendras garrapiñadas se preparan echando en un cazo la misma cantidad de almendras que de azúcar y removiendo continuamente mientras que el azúcar se convierte en caramelo.

APIO

Cultivo:

Perteneciente a las Umbelíferas, esta planta ha sido considerada desde la antigüedad como una planta sagrada. Su cultivo empezó a generalizarse en Francia en el siglo XVII.

El terreno del trasplante debe ser húmedo y muy fértil, algo pobre en cal. Se siembra en primavera en surcos de 30 cm de profundidad y en hileras simples, echando al final algo de estiércol.

Si preferimos emplear semillas las plantaremos en invierno y si conseguimos al menos 16 grados crecerán en cuatro semanas, pudiéndolas trasplantar al cabo de tres meses.

Es necesario regar frecuentemente, abonarle varias veces y atarlos cuando alcanzan los 30 cm de alto para que la tierra no penetre entre los tallos. Si queremos que los tallos sean de color blanco se envuelven las matas con plástico negro. Lo recogeremos en verano.

Composición:

Es rico en minerales como el potasio, magnesio, hierro, azufre, fósforo, manganeso, cobre, aluminio y zinc, además de en vitaminas A, C, E y grupo B. Contiene mucha agua y celulosa, proteínas (1,5 gr), carbohidratos (5 mg.) y grasas (0,2 mg.).

El bulbo contiene, además del aceite etéreo, almidón, azúcares, colina, tirosina, glutamina, asparragina y vitaminas B-1 y B-2.

Propiedades:

Es aperitivo, facilita la digestión, corrige los gases intestinales y muy remineralizante. Ayuda a la formación del esmalte dentario, es muy eficaz como diurético y para eliminar el exceso de ácido úrico. Depurativo, regenerador sanguíneo, antirreumático y ligeramente laxante, ayuda a la neutralización de toxinas y venenos, ejerciendo al mismo tiempo un efecto estimulante sobre las glándulas suprarrenal y genitales, por lo que se le considera un eficaz afrodisíaco, especialmente en varones.

También mejora las enfermedades hepáticas, combate las infecciones, favorece el crecimiento de los niños y controla las fiebres intermitentes. Otros efectos no menos importantes son el tonificar el sistema nervioso agotado, actuar como antiestrés, ayudar a la eliminación de cálculos renales, mejorar la memoria y en uso externo comportarse como un cicatrizante.

No pierde sus propiedades curativas cuando se le cuece.

Receta básica:
Se pueden comer crudos en ensalada, en zumo exprimiéndolos o cocidos para sopas o guarnición. En cualquier caso, es conveniente quitarles algo de fibra de sus tallos. El hervido dura aproximadamente media hora.

Además de mezclarlos en ensalada, tanto los tallos como las hojas, se pueden poner a cocer y una vez tiernos se les echa en una cazuela con mantequilla derretida, se les espolvorea con harina y se añade un poco de agua caliente, sal, pimienta y nuez moscada, dejándolo cocer durante quince minutos. Dos yemas de huevo y algo de nata montada completarán un plato saludable de apio.

El zumo de apio constituye una manera extraordinaria para aprovechar sus cualidades medicinales y para ello basta someterlo a la trituración de una licuadora. En este caso emplearemos más tallo que hojas, ya que el sabor de estas es muy fuerte, mezclándolos con zanahoria, limón y algo de manzana.

ARÁNDANO

Cultivo:
Se trata de un árbol que abunda de forma silvestre en los bosques del Norte de España.

De un tamaño no mayor de 50 cm, muy ramificado con tallos verdes y angulosos, prefiere los suelos ácidos y pedregosos en altitudes incluso superiores a los 2500 metros. Sus flores forman vesículas verdosas o rosáceas y se encuentran en las axilas de las hojas. Los frutos son unas bayas azules que podemos recoger a principios del verano. Para ello se arrancan las hojas de las ramas estériles sin dañarlas, para evitar su oscurecimiento en el secado. Se ponen a secar en capas finas a la sombra o al sol, mientras que los frutos hay que hacerlo a una temperatura de 45° sin dejar de removerlos.

Composición:
Vitamina A, carotenos, hierro y taninos. Ácidos málico y cítrico, pectina, azúcar invertido.
Flavona, glucoquinina, arbutina, hidroquinona.

Propiedades:
Sus frutos son un excelente remedio para las afecciones oculares en general, aunque especialmente para: mejorar la visión nocturna, impedir la degeneración y el desprendimiento de la retina, mejorar las retinopatías diabéticas, curar las hemorragias, detener las miopías progresivas, curar las varices, hemorroides y flebitis.
Sus hojas, además, son un remedio extraordinario para bajar las cifras altas de azúcar en sangre y para cortar las diarreas. También para mejorar los catarros gastrointestinales y las inflamaciones de la vejiga.
Los arándanos secos son eficaces en la diarrea.

Receta básica:
La mermelada de arándanos sigue siendo un postre exquisito en numerosos pueblos norteños, la cual se suele guardar para los meses de invierno. Para elaborarla basta con poner a cocer los arándanos con un vaso de agua y azúcar durante 15 minutos, dejándolo enfriar antes de ponerla en recipientes algo calientes.
Un postre sabroso se hace así: se limpian los arándanos y se extienden en un trapo hasta que se sequen. Después se les pone dentro de un frasco, dejando suficiente espacio para el almíbar,

el cual se prepara cociendo lentamente un kilo de azúcar con tres cuartos litros de agua durante dos minutos. Cuando esté algo frío se pone en el tarro durante dos horas, dejando una pequeña cámara de aire para que no explote al esterilizarlo. Esta operación se hace al baño de María durante media hora.

También se puede elaborar un vino medicinal utilizando las bayas maduras y dejándolas macerar al menos 15 días.

ARROZ
Oyrza sativa

Cultivo:
Fue traído a Europa por Cristóbal Colón y desde entonces se cultiva en los países del Mediterráneo en lugares muy específicos: la cabeza al sol y los pies en el agua, según un dicho popular. Aunque al principio fue llamado como el alimento de los pobres, poco a poco se introdujo como plato básico en el mundo entero. La eliminación de la cascarilla interna, en un intento de hacerlo más fácil de cocinar y sabroso, trajo consigo el desarrollo del beri-beri, una enfermedad grave del sistema nervioso como consecuencia de eliminar de la dieta la vitamina B-1, presente en esa cascarilla menospreciada. En la actualidad, salvo la modalidad de arroz integral, el que se vende en el comercio sigue padeciendo del mismo e inexplicable mal.

Composición:
La modalidad integral contiene en su cascarilla vitaminas del grupo B y cerca de doce minerales. Una vez refinado se convierte en un alimento energético, muy digestivo, pero sin las propiedades nutritivas que tenía antes.

Contiene 357 calorías /100 gr, 7,2 proteínas, 1,5 grasas y 77,6 de carbohidratos.

En el comercio encontramos un arroz integral muy digestivo al que se le ha eliminado la cascarilla de paja que le envuelve, muy rica en sílice, pero indigesta, conservando la cutícula exterior que es la más nutritiva.

El arroz blanco contiene poco más que féculas.

Propiedades:

Con un valor nutritivo igual al trigo y tres veces más alto que las patatas, constituye uno de los alimentos básicos para cualquier dieta. Se tolera perfectamente a nivel gástrico, es muy energético y su metabolismo no genera enfermedades ni toxinas. Es un tónico natural, diurético, digestivo y puede ser comido incluso por aquellos que no toleren el gluten o la gliadina.

Mejora la hipertensión (solamente el integral), las hepatopatías y las diarreas moderadas. Facilita un embarazo y parto óptimo, siendo muy adecuado para dietas libres de colesterol y ácido úrico. Alivia las dismenorreas y los edemas, las dolencias urinarias, el ardor de estómago y baja el exceso de sudor.

El salvado corrige la hipercalcemia y la harina de arroz es adecuada en cataplasmas en el acné, sarampión, quemaduras y hemorroides.

Receta básica:

Según sea el tipo de preparación culinaria que deseemos hacer, así deberemos escoger el recipiente. Cuando queramos hacer algo caldoso emplearemos una cazuela honda. Si vamos a meterlo en el horno los recipientes de barro casi planos son los mejores y si el arroz será seco la clásica paellera de metal es lo mejor.

A la hora de cocinarlo el mayor problema está siempre en darle el "punto" justo; ni mucho que sea duro, ni demasiado que lo haga pastoso. Si lo vamos a refreír un poco hay que evitar que se dore y añadirle el agua inmediatamente, mientras que el fuego deberá ser intenso. Cuando veamos que el caldo va disminuyendo será el momento de bajar el fuego y que el caldo se vaya poco a poco absorbiendo. Si se nos quema lo quitaremos rápidamente del fuego y lo pondremos encima sobre un mármol tapado con una servilleta mojada.

La cantidad de agua a emplear es también otro detalle importante y una taza de arroz por dos y media de agua puede ser una buena proporción, aunque la cantidad dependerá del resto de los ingredientes. Si se añaden vegetales, que tienen agua, bastará con menos y si se trata de carnes habrá que añadir algo más. Unas gotas de limón ayudarán a que no se pegue.

Una paella valenciana tradicional se puede preparar así:

Poner aceite en la paellera y rehogar los trozos de carne elegidos hasta que se doren. Después se añaden calamares, dientes de ajo, cebolla picada, alcachofas y pimiento verde cortado. Se refríe todo un poco y entonces se le añaden tomates sin piel ni semillas, langostinos y mejillones. Cuando todo está ya ligeramente cocido es el momento de incorporar el arroz y mezclarlo todo. Se añade el agua caliente o el caldo de verduras y se deja cocer durante veinte minutos. Un poco antes de retirarlo se añadirá la sal y quizá un poco de pimienta, así como el azafrán. Para final, se incorporan los guisantes previamente cocidos y unos pimientos rojos en tiras. Se deja reposar todo durante otros diez minutos.

AVELLANA

Cultivo:

El árbol del avellano es pequeño, muy frondoso y se cultiva abundantemente en Cataluña e Italia. El fruto nace dentro de una flor en forma de cúpula y lo hace en primavera, antes de la eclosión de las hojas.

Se recolectan tanto las hojas como la corteza y semillas, procurando que sea en tiempo seco y poniendo todas estas partes sobre cañizos expuestos a corrientes de aire a una temperatura máxima de 40°.

Composición:

Es muy rico en grasas insaturadas, hidratos de carbono y ácidos orgánicos. Contiene vitaminas A y B, calcio, magnesio, fósforo, hierro, potasio y sodio.

Propiedades:

Aunque son difíciles de digerir y hay que masticarlas largamente hasta convertirlas en papilla, su riqueza en grasas vegetales las hace muy adecuadas como alimento calórico de reserva en invierno. Son adecuadas como nutriente en el embarazo, en el crecimiento infantil y en la diabetes.

Es reconstituyente y está indicado en procesos tuberculosos, hepatitis y en la vejez.

Tiene efectos diuréticos, mejora las varices y la patología venosa, especialmente las hemorroides.

Receta básica:

Se trituran las avellanas y se mezclan con media taza de aceite, miel y harina, además de tres claras de huevo batidas. Se ponen en un molde con mantequilla y se cuece a horno fuerte durante 35 minutos. Se sirve frío.

El helado de avellanas se prepara con leche a la que se agrega vainilla y limón y azúcar, lo cual se hierve durante unos minutos. En un poco de leche se deslíen yemas de huevo, algo de harina de maíz, y se agrega a la mezcla anterior, removiéndolo y cociéndolo durante cinco minutos. Se vierte en una fuente, se deja enfriar, pero removiéndola continuamente. Se baten las claras de los huevos y se agrega azúcar a ellas. Cuando la crema ya está helada se añaden avellanas molidas, se mezcla con las claras y se bate bien antes de meterlo todo en el congelador.

AVENA

Cultivo:
Se trata de un cereal de hasta 150 cm de altura, de tallo recto y que se encuentra en campos e incluso a alturas de hasta 1500 metros. Es originaria de Asia y actualmente la podemos encontrar en toda Europa, tanto cultivada como silvestre. Se recolecta a principios de primavera y finales del verano.
Los granos de la avena están sueltos en un penacho y su cultivo es favorable en climas muy lluviosos.
Se obtienen mediante la trilla de la avena madura y seca y posteriormente cribados en máquinas adecuadas y prensados para dar lugar a los copos de avena.

Composición:
Contiene potasio, azufre, fósforo, sílice y proteínas (35%), además de hierro, calcio, magnesio, vitaminas B, C y D, así como carotenos. Hay proteínas, glucósidos, enzimas, almidón.
También se encuentran saponinas con efectos antibacterianos, pectinas y ceras.

Propiedades:
Con fines medicinales se emplean los granos y en menor medida la paja.

Es un extraordinario alimento, bien tolerado por estómagos sensibles, incluidos los niños, por lo que puede ser ingerido incluso por personas recién operadas del estómago.

Mejora las úlceras gastroduodenales, el colon irritable y las gastritis, ejerciendo un discreto efecto laxante muy apropiado para bebés. Es un extraordinario energético de efecto inmediato y tonificador del sistema nervioso.

Estimula el tiroides, aumenta la resistencia al frío y es un energético extraordinario por su contenido en "avenosa". Estimula la producción de hormonas femeninas en la mujer, por lo que la hace adecuada para la menopausia y como afrodisíaco femenino. Elimina el exceso de urea y es ligero hipoglucemiante.

Receta básica:

La preparación más sencilla es haciendo una sopa con agua, un poco de sal y algunas especias sencillas y de sabor suave. Bastan cinco minutos de cocción para que esté lista, aunque hay que tener cuidado en encontrar el punto exacto y no pasarse, ya que es mejor tomarla ligeramente dura que blanda. Dado que aumenta bastante de volumen bastará una cucharada sopera o dos por persona.

Con la harina se pueden elaborar salsas y deliciosas tortas dulces.

AZAFRÁN
Crocus sativus

Cultivo:

Se trata de una planta originaria del Mediterráneo oriental, quizás de la India, donde se empleó durante muchos siglos como medicamento y para teñir la ropa de los reyes. España es en la actualidad uno de los mayores productores de azafrán de calidad. Procede de las flores de una planta de color rosáceo, tiene pistilos largos, de color rojo, retorcidos, que están unidos a la planta por pecíolos de color anaranjado. El polvo es de color amarillo intenso, con un olor muy característico. Picante y de sabor amargo, confiere un sabor y un color a los guisos inconfundibles.

Composición:
Crocinas -un pigmento carotenoide emparentado con los glucósidos- picrocrocina y otras sustancias.

Propiedades:
Se emplea básicamente para elaborar colirios y agua para lavarse los ojos.
En homeopatía tiene utilidad como antihemorrágico y antidepresivo.
Es estimulante, digestivo, aperitivo y también se puede emplear en las amenorreas, el exceso de colesterol, la falta de apetito y el cansancio. Externamente alivia los dolores de dientes y mejora la gingivitis.
Con el azafrán se prepara el Láudano y un eficaz analgésico dental.
No tiene toxicidad, aunque en dosis altas puede ser abortivo y producir alteraciones renales.

Receta básica:
Bastan dos trocitos pequeños puestos en remojo un poco antes y después colados, para dar a las comidas ese color amarillo intenso tan apreciado.

Se puede emplear en platos de arroz, de pescado e incluso en pastelería.

BANANAS
Musa paradisíaca

Pertenece a una familia con más de 100 variedades, entre ellas algunas gigantes y otras enanas como el plátano canario conocido como Musa sinensis de piel pecosa y sabor muy dulce.

Cultivo:
Es abundante en las zonas cálidas de todo el planeta.

Composición:
Agua 78%, glúcidos 18%, grasas 0,2%, vitaminas A, C, E y B3, potasio, fósforo, magnesio, hierro.

Propiedades:
Mejora la hipertensión, calma el ardor de estómago y es un alimento energético en deportistas, niños y mujeres lactantes.

BERENJENAS

Cultivo:
Este fruto procedente de la India, se conoce en España desde el siglo XVI.
Para sembrarlo primero se pone estiércol en el suelo y al comienzo de la primavera se siembran las semillas en macetas, procurando que estén calientes. A las dos semanas germinan, se ponen en macetas mayores bien abonadas y 15 días más tarde pueden ponerse en el campo o en macetas muy grandes. Cuando

la planta alcanza los 15 cm de altura se despunta la yema principal y se podan los brotes laterales.

La recolección se hace en el verano.

Composición:

Contiene 29 calorías / 100 gr 1,0 de proteínas, 0,3 de grasas, 6,3 de carbohidratos, 23 mg de calcio, 31 mg de fósforo.

Propiedades:

Ligeramente indigesta y algo desaconsejadas a personas artríticas, tienen como principal efecto el ser diurética. Su aceite se emplea para mejorar las afecciones reumáticas y activar la circulación sanguínea mediante ligeros masajes. Para lograrlo bastará con freír durante dos horas la piel de las berenjenas en abundante aceite, procurando que no se quemen. Después lo conservaremos en un recipiente bien cerrado de cristal.

La berenjena bien cocida es un remedio agradable para el insomnio, disminuye el colesterol sanguíneo y aumenta la producción de orina.

Receta básica:

De sabor pobre, necesita una preparación especial para que sea un plato agradable, lo que se puede lograr haciéndola frita, asada o rellena. La podemos comer con o sin piel, aunque en ambos casos es interesante una vez cortada macerarla previamente en agua con sal y vinagre. Cuando las vayamos a cocinar las escurriremos bien presionándola.

La forma más tradicional consiste en partirlas por la mitad a lo largo, cara la pulpa que contienen y rociarla entonces con un poco de vinagre, sal y pimienta, dejándolas así una hora. Mientras esperamos se pica perejil, ajo y champiñón, mezclándolo con un poco de miga empapada en leche y la pulpa que hemos extraído.

Se mete todo dentro de la berenjena vacía, se pone a cocer con algo de aceite y después se mete en el horno durante 30 minutos.

BONIATO

Composición:
Vitamina E, betacarotenos, vitamina A, hierro y potasio.

Propiedades:
Es nutritivo, antioxidante, energético. Ayuda a mejorar las cardiopatías, los trastornos visuales, la anemia y potencia en sistema defensivo.

Receta básica:
Se emplea como postre acompañado de castañas, ambos asados al horno, la noche de Todos los Santos. Aunque algo indigesto en esta combinación, también es saludable como plato principal en forma de croquetas, empanadas u hojaldre.

Para aumentar su digestibilidad se asan al horno durante una hora a 190°C, o cocidos en agua con piel durante 20 minutos.

BRÉCOL

Cultivo:
Se siembra en época templada y el trasplante se efectúa cuando alcanza los 15 cm de altura, dejando entonces una distancia de 60 cm entre cada planta. Necesita agua y es necesario protegerlo de las heladas y de los vientos. Se recolecta en época fría, empezando por la parte central y luego por los laterales, ya que si no se agota la planta. Los cortes producirán nuevos brotes.

Composición:
Es rico en vitamina A, calcio, fósforo, hierro, ácido fólico, potasio, magnesio, zinc, selenio y vitaminas C y E, además de indoles.

Propiedades:
Se emplea en aplicaciones medicinales similares a la col y coliflor. Tiene interesantes propiedades como antioxidante, y su contenido en indoles le otorga propiedades anticancerígenas importantes, especialmente en los tumores inducidos por estrógenos.

Receta básica:
Se eligen tallos jóvenes y se divide la cabeza en ramilletes de 5 cm de diámetro. Se le da un hervor durante 10 minutos en agua salada y ya están listas para servir como ensalada.
También pueden prepararse cortándolo en trozos pequeños y rehogándolos en sartén con aceite a fuego lento durante un minuto o dos. Se añade sal, caldo de pollo, vinagre y una especia y se cuece a fuego lento durante 3 minutos. Se incorpora harina de maíz, salsa de soja, se remueve todo y ya se puede servir.

BERROS

Cultivo:
Los tallos se recogen cuando están floridos y las hojas antes, quizás a finales de marzo.
Es una planta que se desarrolla en lugares húmedos, de hasta 100 cm de altura, con tallo hueco, reptantes y que desarrollan numerosas raíces. Lo podemos encontrar al lado de corrientes de agua, fuentes, acequias o lugares cultivados. Tiene un tallo

ascendente, anguloso y provisto de hojas alternas. En su cúspide brotan pequeños racimos de flores blancas que se alargan al final de su floración.

La recolección se efectúa justo antes de la floración desde principios del otoño hasta finales de primavera y proporciona una hierba tierna de gusto amargo. Las hojas hay que ponerlas a la sombra, separándolas de otras plantas, ya que suelen desprender mal olor.

Composición:

Es rico en vitaminas A, D, E y C.

También tiene Yodo, hierro, aceite esencial y un glucósido de aceite de mostaza.

Propiedades:

Posee importantes acciones como desinfectante y antibiótico, por lo que puede ser consumido en ensalada en momentos de fiebres o infecciones. Tomado crudo es muy eficaz en las enfermedades broncopulmonares y en la tuberculosis. Para un mejor efecto hay que extraer su jugo el cual tiene un buen efecto sobre el metabolismo y las secreciones biliares. Es depurativo en las afecciones de la piel, mejora la patología de la garganta y aumenta las defensas orgánicas.

Externamente se emplea su jugo para tratar afecciones dérmicas.

Receta básica:

La forma más tradicional de consumirlo es en ensalada, con aceite y vinagre. También se emplea como hierba para el requesón o junto con la mantequilla.

Hay que comerlo en pequeñas cantidades pues puede provocar irritaciones en el intestino y la vejiga.

CACAHUETES

Cultivo:
Originario de América latina donde se le denomina como maní, el fruto madura bajo tierra envuelto en una vaina. Se cultiva en África, China y Estados Unidos y sirvió durante varias generaciones como alimento básico de los esclavos.

Se trata de una leguminosa que crece en una enredadera y sus tallos floridos se inclinan hacia abajo hasta enterrar las puntas en el suelo, donde se forman las semillas protegidas por una capa dura y áspera.

Su cultivo es sencillo y solamente requiere un lugar soleado y protegido de los vientos. Se pueden plantar en una maceta partiendo de algunos cacahuetes en sus vainas. Se colocan con una separación de 10 cm en los meses finales de la primavera, pudiéndose recolectar en invierno.

Composición:
Es muy rico en grasas, sales minerales (sílice, azufre, cloro, zinc, boro, cobalto, potasio, hierro, manganeso, cobalto, flúor y yodo) y vitaminas de grupo B, especialmente ácido pantoténico, fólico e inositol.

Contiene un 77% de grasas poliinsaturadas la mayor parte, proteínas de alto valor biológico y algo de vitaminas A, C, E y D. La vitamina B-1 se pierde cuando se tuestan.

Su valor calorífico es altísimo, 2.500 calorías en medio kilo.

Propiedades:
Aporta muchas calorías, por lo que se aconseja en los deportistas y para los meses de invierno.

Su aceite se emplea para dar masajes deportivos y terapéuticos y para quitar las arrugas.

Se le reconocen propiedades astringentes y contra los cólicos hepáticos, así como cierta protección en el sistema nervioso.

Sus ácidos grasos no saturados son útiles para controlar los niveles de colesterol, impedir la degeneración del sistema nervioso y mejorar la artritis.

Receta básica:

Se muelen los cacahuetes hasta obtener una harina, la cual se mezcla con otra de trigo o maíz, con la cual se preparan ya tortitas o papillas lacteadas.

También podemos triturar los frutos y agregar agua caliente pasándolo posteriormente por un colador, con lo cual tendremos una especie de horchata muy energética en los meses fríos.

Si queremos obtener aceite de cacahuete bastará sustituir el agua caliente por aceite, el cual será muy adecuado para la mujer, tanto como energético como para dar masajes en la piel.

CACAO

Cultivo:

Introducido en Europa en el 1526 procedente de los trópicos americanos, en la actualidad se produce en grandes cantidades en África.

En las plantaciones pequeñas lo apilan en montones que cubren con hojas de banana, mientras que las grandes empresas lo hacen en cajas denominadas "sudaderas". En ambos casos las semillas fermentan así. En este proceso pasan del color rojo al marrón y ya se pueden exportar.

El árbol da frutos a partir de tres años, alcanzando su máxima fertilidad a los 20, pudiendo durar así hasta los 30.

Composición:
Contienen casi un 50% de su peso en manteca de cacao, la cual se extrae para dejar solamente el polvo, el cual se emplea posteriormente para elaborar bebidas. Estas son ricas en proteínas, minerales (aunque quizás su hierro sea poco asimilable) y vitaminas A y B. Contiene también teobromina y cafeína.

Propiedades:
El cacao, bien sea con leche o como chocolate, es indudablemente una fuente nutritiva y energética de primera categoría. El mayor problema que tiene es su digestibilidad, mucho más acentuada cuando lo tomamos mezclado con otros alimentos como puede ser leche, nata, mantequilla o azúcar. Si nuestro estómago no se resiente adelante, pero no es un alimento saludable sino exclusivamente nutritivo.

Por el contrario, su consumo excita el sistema nervioso, crea dependencia y síndrome de abstinencia si lo dejamos de consumir, aumenta las tasas de colesterol y perjudica seriamente a los hepáticos.

El alcaloide que contiene, la teobromina, se emplea en medicina para las crisis de angina de pecho.

Cascarilla de cacao:
Se trata de un subproducto natural que se obtiene después de la maduración y tueste del haba del cacao, la cual posee una serie de ventajas nutritivas. Tiene una composición similar a la harina pero sin los excitantes de ésta y muy pocas grasas. Es rica en vitamina D, no contiene cafeína, y tiene propiedades diuréticas. Se prepara como una infusión normal.

CALABACINES

Cultivo:
Se desarrolla bien en climas cálidos especialmente mediterráneos. Es una planta anual de tallos rastreadores, tiene forma cilíndrica, alargada, de piel lisa con estrías de color verde claro. Hay que recoger los frutos cuando son pequeños y cuando la flor se queda enganchada al pedúnculo.

Hay que disponer de un suelo fértil, con buen drenaje, ya que la siembra se hace directamente para evitar el trasplante. Las plantas deben estar a una distancia de un metro, siempre húmedas para que crezcan rápido y cuando se formen los primeros frutos se le añadirán nitratos. La recogida se hace cuando tengan ya 10 cm de largo, teniendo cuidado en ello ya que son delicados de manejar. Hay que evitar que maduren.

Composición:
Contienen un 90% de agua, 8 calorías por 100 gr y un 2% de azúcar, además de mucílagos, cucurbitacina y resinas.

También grasas, vitaminas y minerales en abundancia.

Propiedades:
Se digiere con facilidad, aunque para favorecer este proceso es conveniente eliminar el agua que contiene. Se le reconocen propiedades como antitóxico, depurativo y diurético, siendo muy empleado para dietas de adelgazamiento. Es laxante, mejora la gota, el reuma, la artritis y las cistitis.

Es desintoxicante inespecífico, mejora las enfermedades en general y posee un ligero efecto sedante.

Se emplea para favorecer la curación de las afecciones renales y la eliminación de los parásitos intestinales.

Receta básica:

Es mejor comerlos con piel y si queremos cocinarlos fritos es conveniente cortarlos por la mitad y ponerlos en maceración con suficiente sal que sacará el agua hacia fuera. Después se escurren, se vacían y se fríen en una sartén. A continuación, se pican tomates y cebolla, añadiendo también arroz blanco cocido, sal, pimienta, tomillo y laurel, con lo que se rellena el calabacín. Se espolvorea con queso rallado y se mete 15 minutos en el horno.

CANELA
Laurus cinnamomum

Cultivo:

Se extrae de la corteza de las ramas jóvenes del canelo, planta utilizada ampliamente por los chinos, quienes la consideraban como oro. También era empleada por los egipcios para embalsamar las momias, mientras que Moisés elaboraba con ella el óleo santo.

El árbol pertenece a la familia de las Lauráceas, tiene hasta 10 m de altura, hojas grandes y ovaladas y flores blancas y amarillas. Se desarrolla en Sri Lanka, India, Madagascar y Suramérica.

Composición:

Aceite esencial, aldehído cinámico, tanino, terpenos, oxalato cálcico y almidón.

Propiedades:

Es afrodisiaca, digestiva, tónica y aperitiva. Mejora las digestiones pesadas, la flatulencia y la úlcera gastroduodenal.

CARDOS

Cultivo:

Es una planta herbácea, vivaz, perteneciente a las Umbelíferas, que posee hojas lisas, puntiagudas, verde pálido, con flores blancas y pequeñas. Se puede encontrar silvestre en climas cálidos, al lado de prados húmedos, riberas y bosques de ribera. Los frutos tienen 4 mm. de largo, de color gris, poco angulosos y tienen un vilano de cerdas plumosas.
Florece entre junio y agosto.

Composición:

Es muy rico en calcio, hierro y pobre en calorías.
También tiene alcaloides, taninos, aceite esencial, resinas y flavonas.

Propiedades:

Son laxantes, remineralizantes y beneficiosos para el hígado y vesícula. Aumenta la producción de bilis, estimulan el apetito y favorecen la función renal deprimida.
Se emplean también como remedio contra el reuma, la artritis, y las convulsiones.

Receta básica:

Se cuece con agua y sal, pudiéndose comer como una ensalada o también como parte de los guisos con patatas y otras verduras.

CASTAÑAS

Cultivo:

El castaño es un árbol que crece en regiones montañosas de clima templado. Puede alcanzar los 20 metros de altura y da sus frutos en el invierno.

Es un árbol frutal que pertenece a la familia de las Fagáceas, tiene hojas grandes pecioladas y las flores son blancas y están agrupadas en pequeños racimos.

Se encuentra con facilidad en la zona norte, en la cordillera central y da un fruto de color pardo oscuro, liso, monosperma de 3 cm de largo y con pelos sedosos, el cual está encerrado en un hollejo globular densamente cubierto de finas púas.

Composición:

Es un fruto rico en almidón, féculas, azúcar y pocas calorías (191), conteniendo un 35% de carbohidratos.

También taninos, potasio, vitaminas B.

Propiedades curativas:

Aunque difícil de digerir por estómagos delicados cuando se toman al natural, cocidas y tostadas a la parrilla son muy digestivas. En cambio, asadas al horno son más indigestas.

Se pueden utilizar como energéticas en personas con gran desgaste físico o debilitadas. Es adecuada, por tanto, en niños, embarazadas y ancianos ya que les aportan muchos minerales, los cuales actúan como tónicos musculares y nerviosos. Mejoran las varices y las hemorroides.

Aumentan la producción de leche en las embarazadas y están contraindicadas en la diabetes.

La denominada como castaña pilonga es la seca, con un contenido en hidratos de carbono del 85%.

Receta básica:

Con la harina se prepara un alimento regional muy tradicional llamado "Polenta", mezclado con harina de maíz, el cual tiene fama de nutritivo y energético. Una forma tradicional en los meses de invierno es tomarlas en las calles asadas a la parrilla, lo que proporciona un agradable calor y un aporte nutritivo muy alto.

Si las vamos a cocinar en casa hay que elegir aquellas de piel lisa y brillante. Para mondarlas se practica un pequeño corte circular, se sumergen en agua fría que se hervirá durante tres minutos y se irá quitando la piel procurando que no se enfríen.

Un postre muy saludable se hace poniendo una cucharada de harina en una cazuela llena de agua. Se ponen las castañas en un escurridor y se sumergen en la cazuela, hirviéndolo durante treinta minutos. Se quita esa agua y se reemplaza por otra también en ebullición, manteniéndolo una hora más. Se retiran, se pelan superficialmente, y se ponen en un jarabe ya preparado de azúcar y vainilla, poniéndolo a calentar muy suavemente durante casi diez horas, sin que hierva. Finalizado este tiempo se escurren y se sirven sobre un molde de papel.

CEBADA

Cultivo:
Se la conoce como Hordeum vulgaris y se trata de una gramínea originaria del Mar Caspio, siendo el primer cereal que empleó el hombre. Se utilizaba ya en la época de los faraones, aunque ahora está más extendido por los países asiáticos, ya que en occidente se emplea especialmente para consumo animal y para la elaboración de la cerveza, malta, whisky y bebidas malteadas.

Para obtener malta hay que germinar los granos y secarlos en un horno, para molerlo a continuación y así obtener un producto similar al café.

Composición:
Flúor, fósforo hierro, calcio. Vitaminas B-1, B-2, niacina y gluten.

Contiene 348 calorías /100 gr 9,7 proteínas, 1,9 grasas, 75,4 carbohidratos y bastante calcio.

Propiedades:
Es depurativa, remineralizante, mejora las fiebres y las diarreas. Con ella se prepara la malta, un extraordinario alimento energético que puede sustituir al café ya que no excita ni tiene efectos secundarios. Mejora la digestión, fortalece los dientes, estimula el corazón y las funciones hepáticas. Posee efectos como hipertensora, refrescante, estimulante de la circulación y digestiva.
Suaviza los riñones y las irritaciones de la vejiga y combate la acidez de estómago.

Receta básica:
A partir de sus granos tostados se elabora la malta, un extraordinario sustituto del café, nutritiva y bien tolerada. La acción del calor sobre los granos provoca una dextrinación de los almidones lo que les convierte en polisacáridos más sencillos y una caramelización de sus azúcares. Este proceso origina unas sustancias llamadas melanoidinas, con un sabor muy peculiar, que consiguen mejorar enormemente el sabor de la cebada.
Se pueden preparar las semillas en natillas de leche cociéndolos lentamente o hacer una crema que neutralice la acidez de los cítricos.
El agua de cebada ha sido durante la guerra civil una bebida muy popular. Para hacerla se escaldan en agua hirviendo las semillas para evitar que cambien de color. Se cuelan, se pasan por una sartén y se añade agua fría. Se pone a hervir hasta que se reduzca el agua a la mitad. Se cuela y se pone en un recipiente con limón y miel.

CEBOLLA

Cultivo:
Originaria de Egipto, ha gozado y sigue gozando de gran prestigio, no solamente para la cocina sino por sus cualidades terapéuticas.

Cuando llega la estación cálida se pone abono o estiércol en el terreno elegido, se rastrilla y se pisa cuando está suficientemente seco. Se hacen surcos poco profundos a 30 cm de distancia, aunque si el lugar tiene inviernos fríos quizás sea necesario utilizar un invernadero que mantenga la temperatura no inferior a los 16°. También puede sembrarse en macetas, con un máximo de 4 semillas y hay quien las espolvorea con harina.

En terreno se realiza un modesto aclareo de las raíces y se trasplantan al llegar la época templada con una distancia entre hileras de 30 cm La base del bulbo no debe estar más de un centímetro por debajo del suelo y no hay que utilizar azada pues suele dañar la planta. Cuando el bulbo madura hay que interrumpir los riegos.

La recolección se hace un día seco, arrancando los bulbos con la mano, dejándolos fuera en una tela metálica para que les dé el sol. Si ello no es posible se pondrán a cubierto en bandejas pequeñas y cuando estén secas se hacen ristras con ellas para almacenarlas.

Composición:
Contiene azufre, flúor y abundancia de vitaminas B y C.
También aceites esenciales y azúcares.

Propiedades:
Aunque no sea una aplicación recomendable en sociedad, la mejor manera de desinfectar la boca es masticar un poco de

cebolla cruda. También es depurativa, antibiótica potente, diurética y favorecedora del sueño, especialmente mezclada con lechuga. Ayuda a expulsar parásitos intestinales si la mezclamos con el Tomillo, está indicada en afecciones gripales y bronquitis, siendo rica en vitaminas A y C.

Mejora las afecciones hepáticas, la diabetes, las infecciones renales, las erupciones de piel y la eliminación de cálculos renales. Mezclada con limón mejora los trastornos del estómago y si le añadimos manzana también las hepáticas.

Externamente se emplea para que maduren los abscesos de la piel, aplicándola en forma de cataplasma que se renovará cada dos horas. Mezclada con ajo dice que cura las picaduras de arañas e incluso la de algunas serpientes.

También se emplea en la gota, las varices, las hemorroides, el reumatismo, la ciática, las enfermedades del corazón y el insomnio. Tiene una legendaria reputación para mejorar la visión nocturna, la fatiga visual, las cataratas e incluso la miopía. Para ello bastará con aplicar cada noche una pequeña cantidad de zumo de cebolla en los ojos.

Receta básica:
Si deseamos comerla cruda en ensalada es conveniente ponerla en remojo en agua durante media hora, ya que es algo indigesta. Admite cualquier preparación culinaria, rellena, frita, estofada, sola o mezclada con una gran variedad de alimentos. Cuando las pelemos es conveniente hacerlo debajo del chorro del grifo o escaldarlas antes con agua caliente.

Un plato sencillo consiste en cortarlas en rodajas de un centímetro y colocarlas en un recipiente con agua y sal. Se prepara una pasta de harina con agua y la clara de un huevo a punto de nieve, se mezcla todo y se fríen en aceite muy caliente.

La sopa de cebolla sigue siendo un remedio extraordinario para los meses fríos del invierno y para tratar catarros. Para lograrla se fríen las cebollas en un poco de mantequilla y una pizca de azúcar hasta que estén doradas. Se añade en ese momento un caldo vegetal caliente y se deja cociendo lentamente durante 10 minutos. En el momento de servir la sopa se pueden añadir picatostes de pan frito.

Mezclada con carnes y pescados ayuda a que sean más saludables y digestivos.

CENTENO

Cultivo:

Su cultivo es más reciente que el trigo e incluso ha sido sustituido en favor de éste para la alimentación humana sin una causa que lo justifique. Prospera en terrenos pobres de climas muy fríos, incluso árticos.

Un hongo venenoso que vive como parásito en la planta y llega a destruir el grano, sirve para extraer el cornezuelo de centeno, una sustancia medicinal ampliamente utilizada como vasodilatador uterino y periférico.

Mediante su destilación se fabrica el Bourbon, la ginebra y el whisky.

Composición:

Contiene 334 calorías/100 gr 12,1 proteínas, 1,7 grasas, 73,4 carbohidratos y 2,0 de fibra. También tiene fósforo en abundancia, calcio, hierro, rutina y vitaminas B-1, B-2 y niacina.

Propiedades:

Se empleará como energético en aquellas personas que necesiten un aporte calórico que no engorde, para desarrollar la musculatura y como tónico cerebral y nervioso. Tiene propiedades laxantes.

Mejora la fragilidad capilar, es adecuada para los diabéticos, los hipertensos, para mejorar las encías inflamadas, los sabañones y las retinopatías.

Receta básica:

Con el centeno se elabora el "pan negro", carente de gluten, y que puede permanecer fresco durante muchos días sin necesidad de añadirle conservantes. También se elabora con su harina pan crujiente bajo en calorías, rico en proteínas.

CEREZAS

Cultivo:

Introducido en Europa por un general romano, el cerezo es un árbol de hasta 10 metros de altura, con hojas alternas dentadas, flores blancas y frutos agrupados.

El fruto madura en verano, aunque suele aparecer ya en los mercados en el mes de mayo.

Se adaptan a cualquier suelo y se multiplican mediante injertos adecuados. El que fructifique bien hay que podarle.

Composición:

Contiene un 85% de agua, sacarosa, levulosa, vitamina C, carotenos, hierro, potasio, magnesio, zinc, cobre, calcio y fósforo.

Propiedades:

Se le reconocen importantes acciones adelgazantes por su efecto diurético y la gran cantidad de celulosa, aunque el fruto es menos eficaz que los pedúnculos (rabos). Se emplea con gran éxito en el tratamiento de la celulitis. Es laxante y antianémica.

No se deben comer los huesos porque son tóxicos.

También tienen propiedades como energéticas, regeneradoras de células y tejidos, como adelgazantes y para combatir la artritis, la arteriosclerosis y el reumatismo. Favorece igualmente la curación de la ictericia, la diabetes, la eliminación del ácido úrico y los trastornos intestinales.

Externamente, una papilla de cerezas machacadas aplicada sobre la piel tiene un extraordinario efecto regenerador.

Receta básica:

Un postre sencillo es hervirlas en agua con un trozo de vainilla y luego hacerlas puré, mezclándolas con la misma cantidad de nata y poniéndolas en el congelador en una copa de cristal.

También es muy popular el licor de cerezas que se prepara lavándolas bien con agua caliente y metiéndolas en la botella con azúcar. Después se añade el aguardiente y se tapa herméticamente durante dos meses.

Para conservarlas se pone el recipiente de cristal a hervir y los dejamos secar sobre un paño limpio. Se escaldan las cerezas, se meten en el recipiente con dos cucharadas de azúcar moreno, se añade agua y se esterilizan en olla a presión durante 20 minutos.

 No hay que tocarlos mientras se enfrían y no se pueden abrir hasta el momento de su consumo.

CHIRIMOYAS
Annona cherimolia

Crece espontáneamente en lugares de los Andes peruanos y proporciona una fruta de color verde, de un peso cercano al kilo y que exige comerla bien madura.

CILANTRO
Coriandrum sativum

Cultivo:
Es una de las plantas medicinales más antiguas empleada como condimento. Originario del Mediterráneo oriental, alcanza los 50 cm de altura, posee flores de color blanco o rosa y el redondo fruto mide entre 3 a 5 mm de diámetro.

Propiedades:
Se emplea como condimento en los trastornos digestivos, flatulencia e inapetencia, como tonificante del sistema nervioso y antiespasmódico.

Masticar unas hojas o los frutos secos elimina el mal aliento de los fumadores.

En dosis altas puede producir un efecto similar a las borracheras por su efecto tóxico sobre el sistema nervioso.

CIRUELAS

Cultivo:
Árbol que se desarrolla mal en regiones húmedas, aunque se adapta muy bien a la mayoría de los suelos, especialmente los arcillo-calizos. Se multiplica por injertos y su cultivo es fácil, procurando que se forme adecuadamente la copa. Al cabo de un año se aclarean algunas ramas para ventilar el interior del árbol y se recolectan los frutos cuando están maduros, debiéndose consumir cuanto antes. Si son para la venta se pueden recoger aún verdes.

Composición:

Son ricas en hierro y calcio, especialmente la variedad de ciruela pasa, la cual contiene un 70% de carbohidratos, entre ellos un 44% en azúcares.

También vitaminas A, B y C, magnesio, potasio, manganeso y sodio.

Propiedades:

Sus efectos como laxante son bien conocidos en el mundo entero, aunque para ello se suele utilizar la ciruela pasa, puesta en remojo durante una noche y bebiéndose el agua, más la ciruela, nada más levantarse. Esta es una estupenda solución para curar el estreñimiento, aunque no tiene porqué hacer efecto el mismo día. Las ciruelas frescas también conservan parte de sus propiedades como laxantes y es conveniente mezclarlas con naranja en niños estreñidos. Así tendremos un alimento energético y vitamínico de primer orden y un laxante suave y eficaz, sin efectos secundarios. Si, además, lo mezclamos con yogur el efecto es más completo.

Son estimulantes del sistema nervioso, muy energéticas, diuréticas y descongestionantes para el hígado.

Receta básica:

Se prepara previamente una pasta de hojaldre o bizcocho y se ponen encima las ciruelas sin hueso bien juntas y espolvoreadas con azúcar. Después se coge la pasta sobrante y se cubre las ciruelas por completo. Se cuece todo durante tres cuartos de hora.

Las ciruelas pasas se preparan tomando como base las maduras. Se ponen en un pasapurés y se escaldan en agua hirviendo dos veces, poniéndolas después al sol sobre un trapo seco y dándoles la vuelta todos los días, tapándolas discretamente por la noche.

Después de doce días se ponen en un lugar oscuro dos días más y se guardan en cajas forradas de papel vegetal.

CHAMPIÑONES

Cultivo:
Nombre que engloba a diversos tipos de hongos agaricáceos cuya variedad comestible más popular es el agáricus campestris, el cual se cultiva en cuevas, grutas y hasta en rincones caseros.

Composición:
Son ricos en calcio.

Propiedades:
No se conocen.

Receta básica:
Antes de cocerlos hay que lavarlos bien con agua con limón, e incluso quitarles la fina piel que les recubre.

Después de cortarán en finas láminas y se hervirán en agua con limón durante tres minutos, para incorporar posteriormente los huevos revueltos.

Una crema para acompañar platos se hace cortando los champiñones y rociándolos con zumo de limón. Se echan luego en una cacerola con mantequilla derretida para que se frían. Se añaden ajos, cebollas y perejil bien desmenuzados y se cuece todo junto cinco minutos. Se puede añadir después vino de Oporto y dejarlo cocer unos minutos más.

CHUFAS

Cultivo:

Se trata de un tubérculo de la familia de las Ciperáceas. Es una hierba vivaz de tallo de 30 cm de altura y con espiguillas de color leonado.

Pequeña y arrugada, de color marrón claro, es una fruta muy popular aunque de consumo bastante restringido. Se encuentra en terrenos abundantes en agua y se cosecha en Valencia.

Composición:
Es muy rica en celulosa y aceites.

Propiedades:
La horchata de chufa, elaborada mediante su prensado, es un alimento muy energético y bastante bien tolerado, lo que no suele ocurrir cuando se la come cruda. Tiene efectos laxantes.

Receta básica:
La fruta seca es bastante indigesta, por lo que se hace imprescindible ponerla a remojo en agua unas horas antes, hasta que se ablande y se hinche.

COCO

Cultivo:
Fruto procedente del árbol cocotero, el cual se aprovecha prácticamente en su totalidad. Se emplea para fabricar cepillos, alfombras, relleno de almohadillas, cuerdas y reforzar embarcaciones. Con la cáscara interior se elaboran objetos de artesanía.

El cocotero puede llegar a dar 200 cocos por año, produciéndose en grupos de diez o veinte, aunque cada fruto tarda un año en alcanzar la madurez y al empezar a desarrollarse es de color verde.

Composición:
Es rico grasas, la mayoría saturadas, enzimas, en vitamina C y sales minerales como el potasio, hierro, magnesio, cloro, sodio, cobre, fósforo y calcio.

Propiedades:
Con su aceite se fabrica un bronceador muy popular, aunque hay que tener precaución con el sol ya que acelera mucho el bronceado y no cuenta con filtro solar.

Fortifica los nervios, el intestino y el estómago y ejerce un ligero efecto sedante si se toma antes de dormirse.

Es purificador general sanguíneo, desinfectante y restaura las energías perdidas. Previene los cólicos intestinales y facilita la digestión.

Receta básica:
Se ponen a hervir 250 gr de azúcar con 1/4 de agua y se le agrega el coco rallado removiendo hasta que se enfríe un poco el agua. Con ello se preparan pequeñas yemas en una tacita que contenga azúcar y si es posible se incorporan una por una a un molde papel.

Licuándolo podemos obtener una leche exquisita, ligeramente dulce, aunque rica en grasas saturadas. Si lo queremos comer crudo, tal y como se ofrece en los comercios, hay que masticarlo bastante ya que la pulpa suele estar ya dura.

El helado de coco se hace hirviendo medio litro de leche, menos una tacita, con 150 gr de azúcar. En la leche de reserva se mezcla harina de maíz y se pone a cocer lentamente cinco minutos, sin dejar de removerlo. Cuando hierve se añade coco rallado y se retira a otro recipiente para que se enfríe. Se mezcla aparte vainilla, nata, clara de huevo batida y azúcar para hacer merengue y se vierte en la crema anterior. Se coloca después en el congelador del frigorífico.

COL (Berza)
Brassica oleracea

Cultivo:
Se trata de una planta que el primer año solamente da hojas y las flores aparecen en el segundo. Crece en tierras húmedas, ligeramente fértiles, ricas en azufre y calcio. Hay que sembrarlas espaciadas y así resistirán bien los fríos. El suelo debe prepararse pasando el arado quince días antes y se incorporan ya los abonos elegidos. Si el clima es húmedo no necesita riegos.

Si empleamos semilleros el trasplante hay que realizarlo en lugares de por lo menos 60 por 40 cm

Se recolecta en otoño e invierno y se almacena en sitio frío y seco.

Composición:
Contiene vitaminas A, B, C y U, así como hierro y azufre. También calcio, magnesio, fósforo, potasio, hierro, zinc y yodo.

Propiedades:
Es el mejor remedio contra la úlcera gastroduodenal, sea guisada o en forma de zumo. También ayuda a curar las enfermedades reumáticas y las hepatopatías. Es difícil de digerir y por ello es posible que se pierdan sus propiedades nutritivas en la cocción, por lo que se recomienda no tirar el caldo. También son adecuadas en las enfermedades crónicas de las vías respiratorias, la afonía y para desinfectar el aparato intestinal, incluso de parásitos.

Las hojas se pueden emplear directamente como una cataplasma para aliviar dolores reumáticos, lumbalgias, ciáticas y neuralgias. También se pueden emplear estas cataplasmas en las bronquitis, la congestión hepática, las cistitis, las dismenorreas y la prostatitis, así como para madurar forúnculos y curar úlceras varicosas.

Antiguamente se empleaba el jugo para aliviar los ojos ulcerados, evitar el malestar por un exceso de comida, y para corregir el efecto del alcohol.

Por su contenido en ácido láctico desinfecta el colon, aunque en este caso es mejor emplear la col fermentada. También mejora los dolores de cabeza, previene del cáncer y externamente se puede aplicar en psoriasis, úlceras, chichones, forúnculos, heridas y eczemas.

Otros usos:

El jugo crudo se toma para el asma, la cistitis, bronquitis, neuralgias, contra la tos y en gargarismos para irritaciones de garganta.

Receta básica:

Para evitar el fuerte olor cuando la cocinamos se recomienda poner un trozo de miga grande en el momento de cocinarla. Muy importante: no la cueza nunca demasiado; la estropeará.

La podemos preparar hervida, a la vinagreta, con mayonesa, en sopa y estofada, aunque lo más saludable es simplemente hervida y con algo de mantequilla. La col fermentada es una forma muy saludable de ingerirla y en el comercio existen muchas marcas que la traen ya elaborada y lista para comer.

Antes de cocerla se le quitará el tronco y las hojas estropeadas, cortándola luego en cuatro trozos grandes. Se lavará y se dejará durante 30 minutos en un recipiente con agua, sal y vinagre.

Si deseamos hacer rollitos es conveniente prepararla el día antes y después cocerla lentamente. Como en otros alimentos es mejor comerla al día siguiente de cocinarla.

Como guarnición se puede emplear arroz cocido, pimientos rojos, aceitunas verdes o negras y anchoas.

La Lombarda es un tipo de col roja que se come casi exclusivamente en ensalada y si añadimos zumo de limón evitaremos que pierda el color característico. Si nos parece algo dura la podemos hervir durante dos minutos y luego enfriarla totalmente. Lo mejor es prepararla una hora antes de servirla en un adobo a base de sal, pimienta, crema de leche, zumo de limón y yema de huevo.

Ambas, hay que comerlas bien frescas.

COLES DE BRUSELAS

Cultivo:

Esta hortaliza, que procede de Holanda, se desarrolla a lo largo de un tallo de un metro de altura y tiene forma de col en miniatura. Se recolecta entre abril y octubre.

Necesita un terreno fértil, suelto y arenoso, previamente abonado y con algo de cal. La siembra se hace en la época de calor y el trasplante al final del verano, en un terreno húmedo, de noche y apelmazando el terreno que la rodea. No requiere fertilizantes, aunque será necesario añadirles tierra para que resistan los fríos.

Hay que protegerlas de los pájaros y recolectarlas mediante corte en la estación fría.

Composición:

Contienen 50 calorías / 100 gr 5,2 de proteínas, 9,9 de carbohidratos, calcio, fósforo, hierro, vitamina A, C y complejo B.

Propiedades:

Sus propiedades son similares a las de la coliflor, aunque su mayor riqueza en proteínas hace que la deban comer con precaución los gotosos y enfermos de reuma.

Receta básica:

El olor tan fuerte que generan al cocerlas se puede neutralizar metiendo en el agua un trozo grande de miga de pan. Antes de cocinarlas hay que quitarles las hojas que estén amarillas, hacer dos cortes en cruz y cocerlas después en agua salada durante 10 minutos. Se escurren y se echan en otra cacerola con agua hirviendo y con sal; así conseguiremos eliminar los posibles parásitos que puedan estar dentro.

Después se lavan con agua limpia y se doran en una cazuela con un poco de aceite y pimienta.

Otro plato consiste en cocerlas en agua salada durante 5 minutos. Después rehogarlas en mantequilla derretida, añadir champiñones, unas gotas de zumo de limón y cocerlos a fuego fuerte hasta que expulsen el líquido y se doren un poco. Se puede añadir sal y pimienta.

COLIFLOR

Cultivo:

Procedente de Turquía e introducida en Europa en el siglo XIII, posee un sólo tallo y sus pedúnculos forman una especie de paraguas.

Los semilleros se preparan a mitad del verano y se fertiliza antes de trasplantarla, cuando alcanzan los 20 cm de altura. Se colocan entonces con una separación de 60 cm procurando enterrar las raíces a la misma profundidad que tenían en el semillero y apelmazando el suelo. Necesitan bastante agua y es conveniente protegerla del sol. Se puede enriquecer el suelo con molibdeno o añadiendo algo de cal.

Composición:
Vitamina C y un 6% de proteínas.
Aporta 33 calorías, 2,8 de proteínas, 6,5 de carbohidratos y bastante calcio, fósforo, vitamina C y complejo B.
También se le encuentran hormonas vegetales.

Propiedades:
Estimula la secreción de hormonas, es depurativa, laxantes y remineralizante.
Tiene un moderado efecto sedante.
Mezclada con otras verduras de hoja verde ayuda a que se absorba la clorofila que contienen.

Receta básica:
Cuando la compremos hay que separar las cabezuelas y practicar dos incisiones en la base, siendo recomendable pelar los tallos ya que tienen una piel muy dura. Después se lavan profundamente para quitar los posibles bichitos, aunque hay quien lo hace sumergiéndola previamente en agua con un chorro de vinagre.
Se hierve en una cacerola grande, con 3 cm de agua, sal y con el tallo hacia abajo. Cuando rompa a hervir tape la olla herméticamente y cuézala a fuego fuerte durante 15 minutos. Una vez finalizado se escurre.
Cuando esté cocida se prepara una salsa de tomate con cebolla, harina y algo de pimienta, añadiéndola a la coliflor ya cocida, espolvoreándolo todo con queso rallado y metiéndolo a gratinar al horno con mantequilla.

COL FERMENTADA
Chocroute

Se trata de un producto apenas comercializado en España, pero muy consumido en los países nórdicos y germanos. Producida merced a los microorganismos Leuconostoc mesenteroides y plantarum, entre otros, produce enzimas que degradan las pectinas y que mejoran la digestión.

Receta básica:
Para elaborarla uno mismo se pica col blanca o roja (tipo repollo o lombarda), se mezcla con abundante sal y se machaca, lo que provocará la expulsión del líquido interno. Se coge la verdura con su líquido (esencial para la formación del ácido láctico) y se deja reposar en un recipiente herméticamente cerrado para que no pueda entrar oxígeno. La verdura entra entonces en un proceso de fermentación que genera ácido acético, CO_2 y que junto a las bacterias y levaduras presentes en la verdura producirán el ácido láctico el cual impide, además, la putrefacción. Se mantiene durante dos días a una temperatura de 21° y después tres semanas un poco más frías, algo fundamental para que aumente la producción de ácido láctico y con ello su especial sabor.
Como final, hay que mantenerlo otras ocho semanas a una temperatura de 5° aproximadamente.
El resultado es una verdura muy nutritiva.

Composición:
Contiene abundancia de vitamina C, Vitaminas A, B1, B2 y PP, hierro, fósforo, calcio, potasio y sodio. Proteínas 2 gr/100 mg y carbohidratos 4 gr/100 mg.

Propiedades:

Es un excelente plato para adelgazar y estimular el metabolismo. Es un nutriente completo que no contiene apenas grasa y que tiene positivas acciones contra las bacterias y especialmente contra los hongos.

Regenera la flora intestinal, impide el desarrollo de bacterias patógenas y parece ser que prolonga la vida.

COMINO
Cuminum cymimum

Botánica:

Planta anual y espigada de 25 cm de altura con flores blancas y rosas. Pertenece a la familia de las Umbelíferas y alcanza los 50 cm de altura. De hojas finas, produce unos frutos que se forman al final de los radios de las umbelas, con las costillas erizadas de pelos ásperos.

Recolección:

Se multiplica por semillas en regiones cálidas y solamente necesita un suelo permeable. En macetas se siembra a una temperatura de 16° no poniendo más de tres semillas en el mismo tiesto. Se riega en tiempo seco y en otoño se cogen los tallos floridos y se cuelgan en un desván cálido.

Partes utilizadas:

Se emplean las semillas.

Composición:

Flavonoides y esencia,

Usos medicinales:

Digestivo, carminativo, galactógeno. Se emplea con éxito en la prevención de la aerofagia. Tiene la propiedad de evitar que se forme gas intestinal, por lo que su efecto es mayor tomado durante las comidas, incluso mezclado con ellas, especialmente en las legumbres.

Otros usos:
Estimula la lactancia, provoca la menstruación y la diuresis y ayuda a expulsar parásitos intestinales.

Las cataplasmas calientes alivian las orquitis.

Toxicidad:
No tiene toxicidad.

DÁTILES:
Phoenix dactylifera

Cultivo:
Fruto de la palmera datilera, tiene inicialmente color blanco que se pasa a medida en que madura a amarillo. Se cultiva esencialmente en el norte de África, Islas Canarias y Egipto, existiendo hasta quince variedades de dátiles comercializados.

Suele alcanzar los 20 metros y sus hojas superiores pueden medir los 3 metros. Los racimos de dátiles pueden llegar a tener hasta 12 kilos de frutos.

Aunque es un árbol que crece en el desierto y rara vez en jardines, necesita agua abundante en sus raíces, aunque ésta le sea suministrada de tarde en tarde.

Composición:
Esencialmente energéticos (300 cal./100 gr), contiene un 70% de azúcares de rápida asimilación, vitaminas A y B, sales minerales y fibra. Hay 1,8 gr de proteínas, 72 gr de carbohidratos y grandes cantidades de calcio, fósforo y magnesio.

Propiedades:

Constituye el alimento básico de las tribus nómadas del desierto, los cuales pueden sobrevivir muchas semanas alimentándose solo de esta exquisita fruta. Se le atribuyen importantes efectos afrodisiacos y son ligeramente laxantes. No obstante, su gran poder calórico le hace contraindicado en personas con fiebre y diabéticos.

Es un excelente tónico muscular y nervioso, previene del envejecimiento, favorece el crecimiento infantil, ayuda a curar las anemias, el raquitismo y la tuberculosis. Tiene un ligero efecto diurético, mejora la función hepática, ayuda a combatir la tos (hay que cocerlo), estimula el apetito y combate los sudores excesivos.

Receta básica:

Aunque pueden comerse tal y como se presentan en el mercado, en casa podemos prepararlos de esta manera: se ponen a remojo durante una noche en agua muy caliente. Se cuecen en esa agua después de quitarles el hueso y cuando veamos que comienzan a ablandarse los trituramos en un pasapurés y los mezclamos con leche hirviendo. Se añade zumo de naranja, azúcar y yema de huevo, mezclando todo en la batidora junto con dos claras a punto de nieve. La crema resultante la echamos en moldes individuales de barro y lo ponemos a cocer durante 30 minutos al baño María. Se deja enfriar y se cubre con nata y una guinda.

Para las personas que gustan de los licores se mezclan dátiles sin hueso con vainilla y se meten en un tarro con coñac. Se tapan bien, se conservan en lugar fresco y sin luz, agitándolo de vez en cuando, y al cabo de mes y medio tenemos ya un licor de dátiles listo para el consumo.

DIENTE DE LEÓN

Cultivo:
Planta herbácea de porte en roseta y raíz carnosa. Tiene hojas de contorno abobado, dentadas y de la roseta surgen uno o varios tallos huecos, con látex, sin hojas hasta los 50 cm de altura. Cuando maduran las flores se curva el receptáculo y sobre éste se encuentran los pequeños frutos, provistos de un vilano en forma de paraguas que se disemina con el viento.

Con las semillas podemos plantarlas en nuestro jardín y recoger dos veces al año una gran cantidad de esta apreciada lechuga medicinal. También se pueden recoger las raíces, tostarlas y preparar un sucedáneo del café.

Toda la planta está recorrida por un látex blanco no tóxico.

Las raíces se lavan a fondo, se cortan a lo largo y se ponen a secar a un máximo de 50°.

Composición:
Taraxacina, taraxantina, levulina, carotenos, colina, almidón, saponina, cera, proteínas, azúcar, inulina, numerosas vitaminas, sílice.

Se encuentran también esteroles, aminoácidos, taninos, caucho, triterpenos y vitamina C.

Propiedades:
Tiene extraordinarias propiedades curativas en las afecciones hepáticas, en la insuficiencia biliar, para eliminar cálculos vesiculares y como diurético.

Se emplea con éxito en la diabetes. Es eficaz contra el reuma, estimula la función renal y tiene buenos efectos como depurativo.

La infusión diluida sirve para lavados oculares, utilidad que dio origen a su nombre, taraxis-taraxacum, que significa inflamación ocular. Las flores confitadas en azúcar se utilizan para calmar la tos y dejadas en maceración en vino dan lugar a un licor medicinal muy apropiado para bebedores ya que protege al hígado de los efectos perjudiciales del alcohol.

Receta básica:

La mejor manera de comer el diente de león es en ensalada, con aceite, vinagre y sal, aunque para muchas personas les parecerá algo amargo. Para ello podemos dejarlo en remojo una hora antes, aunque así perderemos parte de sus propiedades medicinales.

ENDIBIAS

Cultivo:

Es preferible un terreno en el cual hayan estado sembrados apios, no demasiado abonado. Se siembra en primavera y se pone una capa de turba para mantener el suelo húmedo, al mismo tiempo que se quitan las hierbas cercanas. Se recolecta en verano y se aprovecha para recoger algunas raíces para siembras futuras. Estas raíces se ponen en la tierra con el cuello a nivel del suelo, se riegan y se tapan para que crezcan en la oscuridad y así evitar su amargor. La temperatura ambiente no debe ser inferior a los 10°, por lo que se puede guardar en casa y en apenas cuatro semanas los cogollos tendrán ya 20 cm de altura.

Composición:

La misma que la achicoria.

Propiedades:

Recomendada para regímenes de adelgazamiento por sus escasas cualidades nutritivas tiene, sin embargo, estupendas aplicaciones como medicinal en las hepatopatías, la insuficiencia biliar y la diabetes. Es aperitiva y facilita la digestión de las grasas.

Receta básica:

Si las consideramos amargas será conveniente comerlas cocidas, pero así le quitamos la mayoría de sus propiedades terapéuticas. Nunca la deje en remojo porque se deteriora rápidamente.

Se prepara una salsa de queso Roquefort a partir de nata líquida todo bien batido y se añaden a las endibias. En la actualidad constituyen un plato exquisito de todo buen cocinero.

Si no le gusta cruda puede ponerlas en una cacerola con sal y zumo de limón, cubriéndolas con agua hirviendo. Se deja cocer lentamente durante 15 minutos, se escurren y se ponen en una cacerola con mantequilla derretida. Se añade sal, pimienta, nuez moscada y zumo de limón y se rehoga todo. Se vuelve a cocer a fuego lento durante otros 15 minutos y ya están listas.

ESCAROLA

Cultivo:

Igual que la lechuga.

Composición:

Vitaminas C, A, sílice.

Aporta 20 calorías, 1,7 de proteínas, 4,1 de carbohidratos, calcio, vitamina B-2.

Propiedades:

Es diurética, laxante, estimulante del apetito y remineralizante.

Receta básica:

La manera más tradicional es en ensalada, siendo una verdura muy apreciada por su delicado sabor, aunque su consumo está limitado a una época del año muy reducida.

ESPÁRRAGOS
Asparagus officinalis

Cultivo:

Se elige una zona soleada y se prepara un lecho margoso con algo de abono, añadiendo un poco de cal. Antes de que lleguen los fríos se hacen surcos de 25 cm de profundidad, separados 90 cm, y ponemos plantas que tengan ya uno o dos años, evitando las que tengan las raíces secas. Se cubrirán las raíces con 8 cm de tierra. Los tallos hay que cortarlos después a unos centímetros del suelo e incorporar fertilizante en invierno y estiércol en verano.

Para recogerlos debemos esperar al tercer verano, cortando uno o dos turiones que le proporcionarán fuerza. El terreno siempre debe estar húmedo.

Composición:

Vitaminas A, B y C. Las puntas verdes son ricas en proteínas, asparragina, tirosina y clorofila.

También contiene saponinas, taninos, rutina, potasio, fósforo y flúor.

El olor que da a la orina es por el metilmercaptano.

Propiedades:

Es un extraordinario diurético natural, aunque dan un fuerte olor a la orina. No obstante, usados frecuentemente pueden llegar a irritar la vejiga urinaria a causa de su contenido en asparragina, por lo que se recomienda moderación.

Tiene un moderado efecto sedante. Ayuda a la digestión, es tónico hepático, mejora el síndrome premenstrual, reduce los senos dolorosos, mejora la artrosis y ayuda a la eliminación de toxinas por la orina.

Receta básica:

Primeramente, hay que pelarlos para eliminar la parte más dura y se van colocando en agua fría para atarlos en manojos de igual longitud. Después se cuecen en agua salada con algo de limón durante 25 minutos, procurando no sobrepasar nunca el tiempo de hervido ya que si no se estropean. Se pueden complementar con huevos duros picados y rociarlo todo con algo de pan rallado mezclado con mantequilla derretida.

También podemos preparar una sopa de la siguiente manera: se remojan champiñones en agua caliente durante 30 minutos y luego se cortan. Se juntan con los espárragos, se añade agua hirviendo y se cuecen al horno durante 30 minutos. Después se incorporan las puntas de los espárragos, mantequilla, sal y se dejan otros 30 minutos en el horno muy suave.

Notas:

Contiene muchas purinas, por lo que no debe ser comida si existe gota.

ESPINACAS

Cultivo:

Hay que buscar un terreno caluroso, a la sombra y fértil. Si la época es fría entonces hay que buscar un sitio soleado evitando los lugares arenosos. Se puede sembrar durante todo el año, salvo en los meses de fuerte calor, y se hace mediante volteo en líneas separadas 25 cm y a 2 cm de profundidad. La germinación comienza bien con 5° y es más rápida cuando llega a los 20°. El terreno hay que mantenerlo húmedo, sin hierbas, aunque es adecuado que crezcan junto a zanahorias.

Se recolectan durante todo el año, aunque es posible que la primera cosecha sea un fracaso.

Composición:
Es rica en hierro (3,2 mg.), yodo, calcio, fósforo, clorofila y vitaminas A, B y C.

Propiedades:
Se emplean básicamente como alimento para casos de anemia y fatiga, teniendo un discreto poder diurético. Aunque la cantidad de hierro que contienen no es tan alta como el célebre Popeye decía, lo cierto es que resulta muy asimilable y muy bien tolerado por estómagos sensibles, incluso más que el que se encuentra en las legumbres.

Es especialmente útil, por tanto, en embarazadas, ancianos y mujeres con períodos abundantes.

Es laxante, aumenta las defensas orgánicas contra las infecciones y mejora las heridas, llagas y forúnculos.

Receta básica:
Es una de las pocas verduras de las que no se puede aprovechar el caldo de su cocción ya que desprenden ácido oxálico, lo que puede dar lugar a la formación de arenillas en los riñones.

Cuando las compremos no hay que desechar los tallos más verdes si están rígidos, ya que son muy nutritivos. Se cuecen durante diez minutos en una cacerola descubierta, se escurren bien después en agua fría y se preparan inmediatamente para que no pierdan su gusto característico.

Se pueden mezclar con la yema de varios huevos, queso rallado, mantequilla, sal y pimienta, añadiendo al final la clara a punto de nieve. Todo ello se cuece en un horno a poca temperatura durante media hora.

También se pueden freír en una sartén con aceite, añadir cebolla, ajo y jengibre, durante 10 minutos y ya está lista para comer.

FRAMBUESAS

Cultivo:
Hay que disponer de un terreno que retenga la humedad pero que no se encharque y suficientemente fértil. Se hace una zanja de 75 cm de ancha y 30 de profundidad y se abona en el momento de plantar. Aunque resisten bien las heladas hay que protegerlas del viento, pero procurando que no estén a la sombra. El crecimiento se realiza mediante unas cañas colocadas a un metro de separación y a 8 cm de profundidad. Se apelmaza el terreno y a las dos semanas se cortan 15 cm para que no fructifiquen. A medida en que crecen se van atando a unos alambres que las mantendrán derechas, despuntándolas en la primavera.
Los frutos se recogen secos.

Composición:
Es muy rica en levulosa, ácido cítrico, ácidos orgánicos, taninos, pectinas y vitamina C.

Propiedades:
Es laxante y muy refrescante. Con su zumo se elabora un elixir para suavizar afecciones de garganta.

Tiene efectos como reconstituyente, antihemorrágico y para mejorar las facultades intelectuales. Combate las dermatosis en general, el reumatismo y la gota, siendo de especial utilidad durante las enfermedades eruptivas infantiles como el sarampión y la escarlatina. Baja la fiebre y calma los dolores de oído.

Mejora las inflamaciones urinarias, la diabetes y la anorexia.

Receta básica:

Combina muy bien con yogur y se puede añadir a cualquier postre y refrescos caseros.

La podemos mezclar con un almíbar a base de azúcar y agua calentado a fuego lento. Cuando ya esté casi finalizado se echan las frambuesas y un poco de canela, sirviéndolo frío.

FRESAS

Cultivo:

Procedentes de Francia en la época de Carlos V, en España abundan cultivadas en Cataluña y en Aranjuez.

Requieren un terreno bien abonado y ligeramente ácido. Se plantan directamente en el campo, procurando que no den fruto la primera vez. La separación entre plantas debe ser de 70 cm, evitando enterrar el cuello de la raíz. Es vital ponerlas al abrigo de las heladas, ya que con ellas mueren las flores.

Hay que regar cuando comienza la salida de los frutos, ni antes ni después, interrumpiendo si madura demasiado rápido.

Las plantas pueden cortarse pero hay que evitar tocar el cuello de la raíz ya que así saldrán nuevos frutos. Si queremos que crezcan rápidamente es conveniente ponerles un techo o túnel, procurando una buena ventilación cuando comiencen a florecer. Se recogen cuando están secas, tratando de coger también un poco de tallo y el cáliz.

Composición:
Contiene calcio, fósforo, hierro, potasio, ácidos orgánicos, taninos y vitamina C. También fructosa, ácido salicílico y un agente antibacteriano.
Azúcar, pectina y aromas.
Vitaminas C, B, E y K.

Propiedades:
Se emplea como estimulante de la orina, en reumatismos y en casos de alcoholismo crónico o agudo. Alcaliniza la sangre por lo que está indicada en casos de gota, mejora las anemias, la hipertensión, el estreñimiento y las hemorroides. Tiene efectos positivos contra las fiebres tifoideas y masticándolas lentamente disuelve el sarro dental. También ayuda a disolver los cálculos renales y biliares.
Alcaliniza también la orina, mejora las enfermedades hepáticas y es muy adecuada para convalecientes y enfermos por su fácil digestión y porque refuerza las defensas.
Se le atribuyen propiedades para alargar la vida ya que parece ser un poderoso regenerador cutáneo y depurativo sanguíneo.

Receta básica:
Hay que lavarlas con agua repetidas veces, mejor utilizando el escurridor de verduras. No obstante, aunque la salubridad queda así asegurada pierde parte de su sabor. Lo más normal es tomarlas con nata azucarada, con vino tinto y azúcar morena, así como para dar un sabor exquisito a postres de todo tipo e incluso para elaborar mermeladas caseras y licores medicinales.
Las fresas con vino son sencillas de preparar y se hacen poniendo vino, vainilla y azúcar a hervir hasta que se consuma bastante. Después se limpian las fresas y se meten en el

congelador. Cuando vayamos a servirlas es cuando se mezcla todo.

Las fresas con nata son también un postre muy popular y para hacerlas, una vez limpias, se ponen en una copa de cristal, se espolvorean con azúcar y se dejan macerar una hora. Se prepara mientras tanto la nata y se adornan las copas.

GARBANZOS

Cultivo:
Hierba anual de la familia de las Papilonáceas de unos 50 cm de alto, con hojas de 6 u 8 pares de foliolos oblongos y aserrados. Las flores son blacovioláceas, aisladas y con pedúnculo más corto que las hojas.

Se siembra en rastrojos de trigo y cebada que se alzan al principio del invierno y se tercian 15 días más tarde, sembrándolos en primavera abriendo un surco grueso y tapando luego la semilla. Cuando están algo medradas se cavan y se limpian de malas hierbas.

Composición:
Hierro, proteínas, fibra.

Propiedades:
Son un estupendo alimento energético, muy adecuado como dieta básica para adolescentes y personas sometidas a grandes esfuerzos. Imprescindible en casos de anemias, deportistas y habitantes de regiones muy húmedas.

Receta básica:
Se ponen en remojo tres días antes para que comience la germinación y con ello sus propiedades nutritivas. Si no es

posible se pondrán en agua caliente con un poco de sal dos horas antes de cocinarlos.

Un cocido madrileño tradicional puede ser así: se ponen los garbanzos solos en el agua hirviendo y se le añaden huesos frescos, morcillo, morcilla, chorizo y algunas verduras como el repollo. También se le pueden agregar patatas. Hay quien le añade en el agua de cocción dos dientes de ajo, laurel y cebolla, así como perejil, pero no son imprescindibles.

GOFIO

Alimento original de las Islas Canarias, en donde es consumido desde tiempos inmemoriales. Se elabora a base de cereales como el trigo y el maíz, los cuales son sometidos a un proceso especial de tostado. Este procedimiento realizado en unas condiciones de humedad muy concretas, transforma los almidones en dextrina, un derivado más asimilable y soluble. Así se consigue un alimento predigerido que puede ser atacado en la primera fase de la digestión por el enzima Ptialina, contenido en la saliva. El resultado es una digestión mejor y más completa.

Para obtener el gofio se puede emplear cualquier cereal integral, aunque los más utilizados son el maíz y el trigo. Su preparación culinaria exige poca cocción y se disuelve fácilmente en cualquier clase de líquido, pudiéndose añadir a otros platos para enriquecerles en nutrientes esenciales.

Propiedades:

Es un buen alimento, muy completo, para personas debilitadas, con estómagos muy delicados y que necesitan tomar comidas de fácil y rápida digestión. También conviene como ayuda para los estreñimientos crónicos (es muy rico en fibra), siendo especialmente recomendable en la alimentación infantil y en los ancianos.

GRANADA

Cultivo:
Fruto del granado, un árbol de 6 metros de altura y hermosas hojas verde brillante, sus frutos tienen un color rojo intenso, los cuales se encuentran dentro de una cáscara gruesa y resistente de color rojo. El interior es similar a un panal de abejas con gran cantidad de celdillas, en las cuales se alojan granos de pulpa muy jugosa y dentro están las semillas.

Composición:
Contiene potasio, fósforo, cloro, magnesio, calcio y sodio. Vitaminas A, B y C.

Propiedades:
La pulpa es astringente, depurativa y parece ser que estimulante sexual. También se emplea el jugo para realizar gargarismos en afecciones leves de garganta.
El zumo sin diluir se emplea para dar lozanía a los cutis pálidos. Para ello basta frotarlo directamente por la piel y el efecto positivo lo conseguiremos en pocos días.

Receta básica:
Podemos preparar en casa un refresco conocido como granadina. Se mezclan el zumo y el azúcar y cuando comiencen a hervir se pasan por el colador a otro recipiente. Se hierve aparte agua y se mezcla con lo anterior, hasta completar un litro de zumo líquido. Se conserva en frigorífico hasta su consumo.

GROSELLA

Cultivo:
Por sus extraordinarias propiedades curativas este arbusto se cultiva ahora mucho más que antaño. Se distinguen dos especies bien distintas: el grosellero de racimos y el espinoso denominado más comúnmente como zarzamora. El grosellero negro es el más empleado, incluso en medicina natural.
Lo podemos ver en casi todas las zonas rústicas de España y proporciona un fruto ácido, refrescante y agradable al paladar.
Se recolectan las bayas maduras entre Julio y agosto. Se toman frescas, antes de que se sequen.

Composición:
Ácidos málico, cítrico y tartárico.
Vitaminas C y P, pigmentos, flavonoides, antocianinas, potasio, calcio, fósforo, hierro y bromo, pectina, azúcar, ácidos orgánicos, antisépticos vegetales y tanino.

Propiedades:
Además de las propiedades refrescantes de su zumo se emplea con eficacia en las enfermedades reumáticas, procesos inflamatorios en general e incluso dolorosos. Es un buen remedio para la gota, la gripe y las hepatopatías. Es diurético, sudorífico, estimulan el sistema nervioso, mejoran el organismo en general, aumentan la defensa contra las infecciones y se comportan como adaptógenos.
Sus hojas se emplean como antidiarreicas y para estimular el apetito.
Las gárgaras de bayas se emplean para curar anginas.

Receta básica:
Un jarabe nutritivo y medicinal se elabora a partir de grosellas limpias y pasadas por la licuadora. Se cuela bien para eliminar totalmente la piel, se agrega zumo de limón y se deja reposar 24 horas. Después se ponen en una olla con mucho azúcar y se deja cocer a fuego lento durante 15 minutos sin dejar de moverlo. Una vez frío se vierte en un tarro y se tapa unas cuantas horas antes de consumirlo.

GUAYABA
Psidium guajava

Procedente de América tropical es rica en vitamina C, A, hierro, calcio y fósforo.

GUISANTES

Cultivo:
Hierba anual que pertenece a la familia de las Papilonáceas. Tiene hojas con estípulas muy grandes, una legumbre algo inflada y semillas lisas, flores aisladas o por pares, grandes, azuladas con alas manchadas.
Se siembra en rastrojos de cebada y trigo, que se alzan y tercian. Se hace un surco profundo en el cual se pone la simiente a chorrillo y a unos cuantos dedos de distancia entre ellos, abriendo luego otro surco para taparlo con algo de tierra.
Cuando comienzan a brotar se arrastran y se cavan, limpiándolos de malas hierbas y poniéndoles tierra fresca.

Composición:
Calcio, hierro y fósforo.

Propiedades:
Son reconstituyentes y muy energéticos. Ayudan al desarrollo óseo del niño, siendo adecuado, por tanto, en las embarazadas y lactantes. Tonifican el sistema nervioso.

Receta básica:
Una vez comprados verdes hay que sacarles el grano y cocerlos rápidamente ya que se oxidan con facilidad. Una forma de comerlos bastante digestiva es poniendo mantequilla en una cazuela, los guisantes y un poco de agua. Se le añade perejil, algo de lechuga y una pizca de azúcar, cociéndolo todo durante media hora bien tapados. Después se deja de cocer un poco más sin la tapa para que se evapore el agua y se quita el perejil.
La variedad "guisantes con jamón" se digiere muy mal y no es aconsejable para estómagos delicados ni en niños, los cuales solamente deberían tomarlos en puré.

HABAS

Cultivo:
El terreno debe ser compacto y bien abonado, además de estar rastrillado y liso. La siembra se puede hacer en otoño, en hileras dobles separadas 25 cm y 5 cm de profundidad. Antes de que lleguen los fríos se le añade tierra alrededor de los tallos, se arrancarán las hierbas cercanas y se evitará que el terreno pierda humedad.
Puede necesitar tutores para mantenerlas levantadas del suelo y será necesario podar los brotes que midan más de 15 cm
La recolección se hace pronto, antes de que los granos maduren ya que son indigestos y, además, dificultan el nuevo crecimiento de la planta.

Composición:
Proteínas, carbohidratos, calcio, fósforo, hierro, vitaminas B y C.

Propiedades:
Es un alimento muy energético, aunque tarda mucho tiempo en digerirse. Ayuda al desarrollo muscular y mejora las anemias.

Receta básica:
No hay que confundir con las habichuelas o judías secas. Al igual que las demás legumbres hay que ponerlas en remojo la noche antes, mejor en agua caliente, aunque hay personas que las comen crudas cuando están verdes y tiernas.

Primero se les da un hervor y se escurren. Después se añade cebolla, perejil, un poco de leche, sal, pimienta y nuez moscada y se cuece durante una hora. Hay que tener en cuenta que el secreto para que se digieran bien, al igual que las demás legumbres, es que no se le añadan alimentos grasos como el tocino.

HIGOS
Ficus carica

Cultivo:
Fruto de la higuera y presente en los países mediterráneos desde hace siglos, proporciona un fruto muy carnoso, de piel blanda y lleno de semillas.

Pertenece a la familia de las moráceas, se recolecta el fruto maduro en septiembre y se puede almacenar seis meses más colgado o extendido.

Composición:
Es rico en azúcares y mucílagos.

También contiene pectina, ácidos orgánicos, grasa, albúmina y vitaminas A, C y B.
Minerales como el hierro, fósforo, calcio.

Propiedades:
Son un excelente remedio para afecciones broncopulmonares que cursen con abundante producción de mucosidad. Tomados secos o mejor aún hervidos en leche o vino, constituyen un tratamiento eficaz para aliviar rápidamente los fuertes catarros invernales. Especialmente energéticos, laxantes y muy nutritivos, acortan sensiblemente la convalecencia de las enfermedades del aparato respiratorio.
Es muy recomendable para deportistas ya que además de energético favorece la recuperación muscular, mantiene en buen funcionamiento el sistema gástrico e intestinal y posee un razonable efecto diurético.

Otros usos:
El jugo posee propiedades anticancerígenas y reduce al calor interno. Los higos frescos se pueden poner directamente sobre los forúnculos o úlceras bucales y también son adecuados después de comer para asegurarse una buena digestión.

Receta básica:
El "Pan de higo" es un producto comercializado muy popular, especialmente en épocas pasadas en las cuales constituía la merienda de los niños, costumbre mucho más sana que darles el tradicional bocadillo con embutidos. Para hacerlo casero se pican los higos y se mezclan con las almendras machacadas, más un poco de anís verde, clavo y una pizca de pimienta. Se humedece todo con infusión de hinojo y se coloca en un molde

metálico para prensarlo fuertemente. Se cubre y se deja así durante cuatro días.

Para hacer higos secos se escogen los que estén maduros y algo blancos, colocándolos en una estera y al sol. De noche se guardan dentro en un sitio seco, repitiendo la operación tres días, aplastándolos para que suelten el aire. Cuando estén secos se espolvorean levemente con harina y se guardan en cajas abiertas dos días más.

HUEVOS

Aunque el ser humano puede vivir perfectamente con productos que procedente exclusivamente de la tierra, hay una creencia muy extendida de que para que su alimentación esté bien equilibrada su dieta debe ser ovo-lácteo-vegetariana, algo que no es totalmente cierto. Esta forma de juzgar a los alimentos se basa solamente en su composición en nutrientes y no en su capacidad de generar enfermedades o de curarlas. Un alimento, para que sea adecuado, debe nutrir a la persona, no provocarle ninguna enfermedad con su consumo prolongado y ser capaz incluso de curarle sin más ayuda. Los huevos, no cumplen las dos últimas condiciones, aunque sí la primera.

El huevo tiene, sin embargo, la ventaja sobre la carne que no procede de mamíferos, lo que ya es una buena condición. El ser humano necesita comer alimentos lo más lejanos posibles de su escala evolutiva y es obvio que lo que procede de un mamífero está íntimamente relacionado con nosotros. No obstante, y al corresponder a una escala inferior, las aves, podemos considerarlo como un alimento adecuado para el consumo.

Contenido:

Un huevo contiene todo lo necesario para el desarrollo de un ser vivo, lo mismo que si fuera una semilla, por tanto, su composición en nutrientes tiene que ser casi perfecta. La yema, por ejemplo, contiene grasas (22,2 gr), proteínas (16,0 gr), hierro (6,0 mg), calcio (117 mg) y vitaminas A, D y E. La clara no tiene grasa, algo de agua y, sin embargo, es rica en albúmina, una proteína de gran valor biológico. Para final, la menospreciada cáscara contiene gran cantidad de calcio.

Parece obvio que un huevo es un alimento casi completo (carece de vitamina C) y que puede enriquecer a cualquier alimento que se mezcle con él. Además, contiene también vitamina B-12 y ácido fólico, dos compuestos esenciales en la dieta.

La mejor manera de consumirlos es pasados por agua o en su defecto cocidos hasta que se pongan duros, ya que así conseguimos que no pierdan nutrientes. La modalidad como fritos o en tortilla, no es ciertamente la más recomendable, aunque su mayor problema está en su peor digestibilidad. Existe otra forma muy extendida que es como ponche, ya sea con leche o coñac, que desaconsejamos totalmente ya que no se digiere (las proteínas necesitan calor para coagularse) y la clara cruda contiene un elemento (la avidina) que provoca carencias de vitaminas del grupo B.

La cáscara conviene no tirarla ya que por su riqueza en calcio podemos emplearla para el crecimiento infantil, para la osteoporosis y para dar a embarazadas y mujeres con menopausia.

La podemos utilizar, o bien cociendo los huevos enteros en sopas, con lo cual la mayor parte del calcio pasa al agua, o pulverizándola completamente y añadiéndola a algún guiso.

¿Saludable?

Es justo reconocer que es un alimento muy completo y hasta fácil de digerir, pero aporta demasiado colesterol y eso puede ser perjudicial. No obstante, y si ese no es nuestro problema ni padecemos de hígado o de insuficiencia biliar, podemos consumirlos al menos tres veces en semana.

JUDÍAS BLANCAS

Cultivo:
Planta anual de tallo de crecimiento limitado, en forma de matorral o de crecimiento indefinido en la forma trepadora. En las axilas de las hojas se forma un racimo a partir de flores de variados colores. Esta especie se cultiva en todo el mundo bajo numerosas variedades y nombres, aunque para el consumo humano se prefiere la variedad de vainas sin hebras, de color verde o amarillo, siendo la semilla de color blanco.

Composición:
Contienen arginina, asparagina, vitamina C, minerales y almidón.

Propiedades:
Tienen acciones similares al resto de las leguminosas de vaina, en especial su efecto diurético. Mejora las afecciones renales, cardíacas y reumáticas.

Receta básica:
Ya que el plato típico, la "fabada asturiana" lleva muchos componentes y la hacen poco digestiva, lo mejor es ponerlas en remojo al menos dos días antes para que estén bastante blandas. Posteriormente uno de sus secretos es ponerlas en agua fría y

someterlas a hervor suave, interrumpiendo el hervido en tres ocasiones para añadir un poco de agua fría.

Cuando el agua ha comenzado a hervir le añadiremos la cebolla cortada en trozos grandes y un chorro de aceite. En el segundo hervor pondremos morcilla, chorizo, tocino y azafrán tostado. Todo ello se cuece durante dos horas y la sal se añade al terminar la cocción.

JUDÍAS VERDES

Cultivo:
Introducidas en Europa en el siglo XVI, tienen forma cilíndrica y en ocasiones planas, pudiéndose desarrollar rectas o ligeramente enrolladas. Esta planta anual apenas llega a superar los 50 cm de altura, salvo que logre trepar, circunstancia ésta que es la más adecuada para la recolección escalonada. La tierra debe ser fértil, poco ácida, ligeramente húmeda y con una temperatura ambiental superior a los 10 grados. Se siembran en primavera y se pueden recolectar tres meses después.

Hay que protegerla de las heladas y la siembra por semillas requiere unos surcos de 5 cm de profundidad y separados 25 cm

Hay que eliminar las malezas, ponerles tutores, regarlas si el clima es seco (especialmente cuando las flores comienzan a abrirse) y despuntar el brote principal cuando llega a la altura deseada.

Composición:
Contienen calcio, hierro, yodo, vitaminas A, B y C, así como mucha clorofila. Pobres en calorías, apenas 18 por 100 gr, contienen un 87% de agua, 0,2% de grasas y un 2% de celulosa.

Propiedades:

Son muy digestivas. Tienen un buen efecto hipoglucemiante, especialmente si se bebe el caldo de cocción en ayunas, alivia los dolores reumáticos y ayuda a mejorar las hepatopatías.

Es, por tanto, un alimento especialmente recomendado a los diabéticos y por la gran cantidad de clorofila a los anémicos. Se emplea también por sus efectos diuréticos y depurativos, así como para mejorar las enfermedades hepáticas.

Receta básica:

Primero hay que quitarles el filamento lateral, lavarlas bien (mejor partidas) con agua caliente y ponerlas en la cazuela de agua hirviendo. El hervido se hace sin tapa y durante quince minutos. Una manera tradicional de prepararlas consiste pelar tomates y cortarlos en trozos, picar cebolla y un diente de ajo y añadirlos a una cazuela con un poco de mantequilla derretida y caliente, en donde haremos un refrito con todo. Después se le añaden las judías, las hierbas aromáticas, sal y pimienta, y se le deja hervir durante media hora a fuego lento y bien tapado, procurando que no se pegue en el fondo.

KIWI

Cultivo:

Procedente de China (se conoce como yang-tao), es una fruta que crece espontánea y que fue importada a Europa en el siglo XIX, aunque no se empezó a consumir hasta casi los años 70, ya que antes se empleaba como planta decorativa por sus bellas flores.

Se puede cultivar preferentemente en el norte húmedo de España, en lugares que no haya heladas ni que se den temperaturas veraniegas altas. Se elige un terreno cerca de un río y hay que emplear el sistema del injerto con una planta madre ya que a partir de semillas no dan fruto. La tierra será suelta, mezclada con turba y hay que dejar una yema fuera. Dará sus frutos a partir del tercer año y se hace imprescindible podarlo, mientras que la recolección se hará en noviembre.

Composición:
Vitamina C, calcio, fósforo, magnesio, hierro.

Propiedades:
Estimula la memoria, es laxante y facilita la expulsión de parásitos intestinales. Se le atribuyen propiedades rejuvenecedoras.

Receta básica:
Es frecuente tomar el Kiwi con yogur y para ello se emplean recipientes de boca ancha que se llenan de yogur y algo de miel derretida al baño María. Luego se coloca encima la fruta en rodajas.

LECHE

Un alimento considerado como "natural" para la mayoría de la gente, cuando en realidad es tan poco natural como la carne de vaca. La leche es un producto obtenido de mamíferos y por tanto sujeto a los mismos problemas que éstos en cuanto a salud se refiere.

La naturaleza, sin embargo, nos indica siempre de manera sencilla cuál es el camino a escoger en materia de alimentación y por ello proporciona leche a las madres, (y a los mamíferos hembras), durante unos meses concretos y se la retira de manera definitiva cuando es necesario. El bebé y también los terneros, necesitan calostro al principio y leche después durante una época de su desarrollo de manera exclusiva. En esos meses es innecesario y hasta perjudicial darles otro tipo de alimento. Solamente si la madre no dispone de la cantidad o de la calidad necesaria se hace necesario es suministrarles una leche adaptada, verdadero nombre de las llamadas "leches maternizadas". Que un niño tome leche de vaca o que un ternero la tome de cabra, son soluciones de emergencia, pero nunca soluciones ideales.

Una vez que el crecimiento del niño se establece, la naturaleza provoca el destete, justo en el momento adecuado. A partir de entonces el niño no necesita leche para su crecimiento, sino los demás alimentos. Hay un dato muy significativo para pensar que la naturaleza no puede estar equivocada al suprimir la lactancia y es que la mayoría de los adultos sentimos cierta repulsión hacia la leche tal y como sale de la vaca. Solamente el manipulado (queso, yogur) o mezclada con café, nos hace tolerarla. Por tanto, si es Vd. un bebedor de vasos de leche no se considere un afortunado, ya que al llegar a adultos nuestro aparato digestivo carece ya de los enzimas necesarios para su digestión.

Composición:

La leche de vaca contiene gran cantidad de proteínas, grasas, carbohidratos, calcio, vitamina A y B2. Todo ello en unas proporciones muy adecuadas para el ser humano, en especial para el bebé. Carece de las globulinas que contiene la leche de mujer y es demasiado rica en proteínas, pero debidamente modificada se asemeja bastante.

Contiene también 160 mg de calcio por 100 gr, 91 mg de fósforo y gran cantidad de vitaminas del grupo B y C, las cuales por supuesto se pierden en su mayoría en el procesado imprescindible. Es pues un alimento bastante completo, aunque no excesivamente bien digerido en estado natural. Consumida como yogur o queso suele reunir todas las cualidades y casi ninguno de sus inconvenientes.

Ni que decir que la modalidad "descremada" o "semidescremada", son un despropósito que no sabemos el por qué las autoridades sanitarias consienten. Desequilibrar un alimento en sí casi completo es una más de las aberraciones que existen en el mercado.

¿Saludable o perjudicial?.

En principio hay que considerarla un alimento nutritivo muy completo para los niños pequeños, y poco aconsejable para los adultos.

Manipulada y convertida en otro alimento como pueden ser los helados, las cremas o los quesos, es una forma muy aceptable de seguir gozando de la gran cantidad de nutrientes que contiene. Las otras variedades, como el yogur, la cuajada, el requesón o el kéfir, poseen todas sus virtudes y ninguno de los inconvenientes. Por tanto, y a modo de resumen, no consuma leche si ya es adulto, aunque sí puede consumir sus derivados. No tome nunca leche descremada en la creencia de que le está haciendo un bien a su organismo, porque no es así. Si padece del hígado o de la vesícula biliar, olvídese de ella, lo mismo que si es propenso a enfermedades alérgicas o cardiopatías. El asma y la psoriasis es también una contraindicación absoluta.

Si tiene exceso de colesterol no crea que tomándola descremada soluciona su problema. Mejor ingiera más productos vegetales, frutos secos en especial, más aceite de semillas y de oliva, así como pescados azules.

Diferentes tipos de leche y sus derivados

Leche cruda:

Nos referimos a aquella que tomamos inmediatamente que ordeñamos a la vaca. Esto, que en principio nos puede parecer muy saludable, no lo es, ya que el riesgo de coger infecciones es muy alto. Antes de que la leche fuera procesada industrialmente las infecciones que producían tuberculosis y tifus eran frecuentes en todo el mundo. Hay que tener en cuenta que la leche, una vez que sale de la vaca, es un alimento altamente perecedero en el cual se desarrollan con facilidad microorganismos patógenos. La naturaleza elabora la leche para alimento de los terneros y éstos la van a tomar directamente, sin posibilidad de contacto con el exterior. Si el ser humano la emplea para su alimentación es algo que en principio no corresponde y por ello es lógico que debamos guardar ciertas precauciones si deseamos beberla.

Leche hervida:

Cuando nos dimos cuenta de los estragos que hacía en la población la leche cruda y se descubrió el desarrollo en ella de bacterias muy patógenas, se procedió a recomendar el hervido como solución más correcta y fácil. Pero el hervido, el cual por cierto nunca se llega a realizar poco más de unos segundos, apenas si es capaz de matar las bacterias poco activas, ya que las otras, incluido el bacilo de la tuberculosis, resisten incluso un hervido prolongado de 15 minutos. Por tanto, al hervirla apenas si estamos comenzando a esterilizarla y, sin embargo, ese período corto basta para destruir una gran cantidad de vitaminas. Si a pesar de ello deseamos beber leche fresca hay que calentarla durante media hora sin que llegue a hervir.

Leche pasteurizada:

En este proceso se pierden ya alguna cantidad significativa de vitaminas B-1, B-12 y C, y se altera ligeramente su sabor original. Como ventaja es que se conserva largo tiempo y solamente requiere guardarla en un lugar fresco, en sitio oscuro. Una vez abierto el recipiente se puede conservar el resto si se mantienen las precauciones anteriores.

Leche esterilizada:
Pierde más vitaminas que la pasteurizada, pero su caducidad es muy larga, varios meses, y no requiere ni siquiera guardarla en frigorífico. Su desventaja es que una vez abierto el envase hay que consumirla en su totalidad o tirarla porque se contamina con rapidez.
Amabas leches se suelen vender homogeneizadas, esto es, que tiene rotas y disgregadas sus partículas grasas para evitar que se forme nata en la superficie.

Leche en polvo:
Apenas se utiliza para el consumo cotidiano por la gran pérdida de vitaminas que sufre en el deshidratado. No obstante, se puede exportar a otros países y su caducidad es casi ilimitada conservada con un mínimo de precaución. Es adecuada para reservas en época de guerra. Una vez reconstruida con agua hay que consumirla inmediatamente o hervirla prolongadamente si deseamos guardarla unas horas.

Leche condensada:
Suelen contener un alto porcentaje de azúcar y fueron el alimento básico de los niños durante los años 50-70. En la actualidad su consumo es muy bajo sin que exista una causa que lo justifique, ya que la mayoría de la gente añade a la leche azúcar en el momento de tomarla. La pérdida vitamínica es similar a la de la pasteurizada y su conservación es casi ilimitada mientras el envase esté cerrado. Una vez abierto, siempre

parcialmente, se puede conservar varios días en nevera, al abrigo de la luz, ya que la gran cantidad de azúcar que contiene hace que sea difícil que se desarrollen bacterias.

Leche evaporada:

Muy extendida en ciertos países, no contiene azúcar y tienen la particularidad de contener un 55% menos de agua que la leche fresca. Al tomarla se reconstruye en su justa proporción. Si se emplea para niños hay que procurar añadir el agua justa, nunca menos, ya que si se toma concentrada es muy indigesta. La caducidad con el envase cerrado es de varios años y abierto hay que consumirla rápidamente, como si fuera leche esterilizada.

Leches vegetales:

La legislación no permite en la actualidad denominar leche a la que no procede de mamíferos, aunque su aspecto sea similar. Las "leches vegetales" comercializadas son la de soja y la de almendras, ambas muy saludables, tan nutritivas como la de vaca y a unos precios asequibles. Se pueden tomar en sustitución de aquella.

Leches descremadas total o parcialmente:

Se les extrae la nata que contienen y con ella se fabrica mantequilla o nata. Aún así, son más caras que la leche entera. Suelen perder las vitaminas liposolubles y actualmente se enriquecen con ellas por lo que estamos tomando vitaminas químicas. Son una mala solución para tomar leche y no aportan ningún beneficio adicional. La publicidad nos quiere hacer creer que tomándola evitamos la obesidad y el exceso de colesterol, pero no es así. Lo único que conseguimos es consumir un alimento tan desequilibrado como el pan blanco. Si cree que la leche no le conviene no la tome de ninguna manera, ni siquiera descremada.

En resumen:

Una vez que hemos comprendido exactamente lo que podemos esperar de la leche y siempre que consideremos que la debemos beber o que su sabor nos apasione, está la otra cuestión: ¿Es saludable? ¿Puede ser terapéutica?

La leche no aporta propiedades terapéuticas salvo aquellas inherentes a su composición como nutriente bastante completo.

En época de escasez económica y de alimentos, es indudablemente un buen recurso para toda la población, incluidos los niños. Cuando no es así y queramos aprovechar las ventajas nutritivas de la leche es mejor que la tomemos procesada en forma de queso, yogur, quéfir o requesón. Tendremos sus ventajas y casi ninguno de sus inconvenientes.

LECHUGA

Cultivo:

Necesita un suelo rico, con humus que retenga la humedad y un terreno caluroso rico en cal. Se siembran en cajas guardando una distancia entre los surcos de 50 cm y se trasplantan cuando alcanzan los 15 cm de altura. Se riega cada 10 días y se abona cada tres riegos.

Composición:

Contiene magnesio, hierro y vitaminas A, B, C y E.

Propiedades:

Es un inductor al sueño, mucho más mezclado con cebolla cruda. También es refrescante, aperitiva, colagoga y estimulante de la digestión.

Se considera que tiene propiedades para regenerar los organismos envejecidos prematuramente, purifica la sangre, es diurética moderada, aperitiva y evita la formación de putrefacciones intestinales. Es eficaz en taquicardias y reduce la tos intensa.

Es muy bien tolerada por los enfermos del estómago y ayuda a la asimilación de los nutrientes presentes en los alimentos.

Receta básica:
Hay que lavarla bien, pero procurando no tirar las hojas más verdes ya que son las que más cantidad de clorofila y vitaminas contienen. La clásica ensalada de lechuga y tomate, con limón o vinagre, sigue siendo el plato más exquisito de todos y el más fácil de preparar.

También se puede preparar con queso Roquefort batido, un poco de pimienta y mostaza, así como algo de salsa Tabasco.

LENTEJAS

Cultivo:
Se trata de una leguminosa de uso muy antiguo (recuerden lo de vender por un plato de lentejas) y los datos indican que incluso en la prehistoria ya se cultivaban y que era el alimento preferido por los obreros que construyeron las pirámides. Los romanos solían servir lentejas con sal en los funerales y era plato obligado en la cuaresma.

Composición:

Son ricas en proteínas de alta calidad biológica, pobres en grasas y altas en carbohidratos. Tienen abundancia en minerales como el hierro, fósforo, sodio, así como vitaminas A, tiamina, B-2, niacina y vitamina C.

Propiedades:

No es casualidad que la Biblia considerase a las lentejas un alimento similar al oro y una prueba de ello fue que Esaú renunció a ser el primogénito por un plato de lentejas.

Se emplea por su alto contenido en hierro biológico, muy asimilable. Además, su gran riqueza en proteínas hace que se forme quelato de hierro y, por tanto, su biodisponibilidad es muy alta. Comer al menos dos veces por semana en casos de anemias.

Receta básica:

Se limpian previamente para eliminar las pequeñas piedrecitas y arenilla y se ponen a remojo durante 8 horas. Después se incorporan a la cazuela con agua fría, se interrumpe el hervido tres veces para añadirle un chorrito de agua fría y se mantiene así a fuego lento.

Normalmente se comen sin caldo, algo espesas, en un potaje con patatas y hortalizas. Para los estómagos delicados o en niños lo mejor es en puré o tomadas al día siguiente de cocinadas.

LIMA
Citrus aurantifolia

Cultivo:

Es un pequeño árbol de hoja perenne con hojas lisas y pequeñas flores blancas. El fruto maduro posee un intenso color verde, y es de sabor amargo.

Composición:

Linalol, citral, bergapteno, limoneno, pineno, terpinoleno y sabineno.

Propiedades:

Posee buenas propiedades para aliviar la fiebre, la sinusitis, los resfriados y los catarros, al mismo tiempo que refuerza las defensas. Estimula el sistema defensivo, es desinfectante, alivia la artritis, las varices y externamente se emplea como astringente para la piel. Su zumo mejora la apatía, la ansiedad, la depresión y estimula el intelecto.

Se emplea para dar sabor a los refrescos de cola, limón y aromatizar la ginebra.

LIMÓN

Cultivo:

El limonero es un árbol de 5 metros de altura, originario de la India, el cual fue traído por los cruzados cristianos a los países del Mediterráneo.

Crece muy bien en climas fríos y dan fruto casi todo el año, siendo los mejores los que se recogen entre octubre y diciembre. Si deseamos que estos frutos no pierdan sus cualidades de aroma y sabor hay que sumergirlos en agua hasta su consumo, renovándola de vez en cuando.

El suelo del cultivo deberá ser profundo, con buena tierra para que se pueda desarrollar la raíz principal. Hay que protegerlo del viento y de las heladas, aunque no les afecta ni el frío ni el calor. El riego debe ser suficiente pero nunca en exceso.

Composición:

Un limón puede aportar 35 calorías/100 gr, un 89% de agua, 7% de carbohidratos, 0,5% de grasas, 0,7% de proteínas, calcio, cloro, hierro, yodo, cobre, fósforo, magnesio, potasio y zinc, además de vitaminas C y B. También se encuentran ácidos málico, cítrico y fórmico, inositol y cumarinas.

Propiedades:

Es remineralizante, refrescante y alcalinizante, aunque su contenido en ácido pueda indicar lo contrario. Sus ácidos, al llegar al estómago, generan alcalinos (carbonatos) y neutralizan, por tanto, la excesiva acidez estomacal.

Se piensa que es bueno para el corazón y que tiene una buena acción protectora sobre la pared vascular, aunque este efecto es más intenso con la cáscara que con el zumo. Mejora la hipertensión, la coagulación sanguínea y la cicatrización de las heridas, favoreciendo la absorción del hierro.

Estimula el sistema nervioso, ayuda a mejorar las funciones biliares (especialmente mezclado con aceite de oliva) y provoca sudor y, por tanto, baja la fiebre. Se le encuentran acciones positivas contra el envejecimiento, el reuma y la gota, además de contribuir a eliminar parásitos intestinales.

Externamente se le reconocen acciones para desinfectar heridas. También refuerza las defensas orgánicas, los gargarismos ayudan a curar la amigdalitis y tiene un buen efecto tónico.

La esencia de limón, absorbida por vía sublingual calma los dolores de cabeza en pocos minutos.

Como precaución, el zumo de limón puro no debe ser consumido, salvo diluido con agua y con parte de su fibra, así la absorción intestinal será lenta. Otra manera muy eficaz es tomar gajos de limón, comiendo incluso la cáscara.

El zumo de limón ayuda a adelgazar y mezclado con agua y azúcar mejora los estados gripales.

Es una buena loción para mejorar la piel grasa, las espinillas y la seborrea capilar. Tiene una gran acción refrescante y sus propiedades incluso pueden pasar a través de la piel.

Como dentífrico limpia y blanquea los dientes, aunque hay que emplearlo solamente dos veces en semana.

Alivia las picaduras de insectos, los pies cansados, los sabañones y suaviza la piel de las manos.

Receta básica:

Un postre delicioso es el limón helado que se prepara vaciando los limones y guardando los casquetes. Triturar almendras y mezclar parte de ello con azúcar, licor y tres cucharadas de zumo de limón. Se agrega nata y se pone todo en el congelador durante una hora. Se agita con una espátula y se rellenan entonces las naranjas con la crema. Se pueden volver a poner en el congelador para que se escarche la cáscara del limón por fuera.

Un jarabe de limón medicinal se hace con seis limones y la corteza rallada de uno. El zumo obtenido se pone en una cazuela con un kilo de azúcar, se agrega un litro de vino blanco, cinco clavos y canela, tapándolo todo parcialmente. Se cuece lentamente media hora, removiéndolo y finalmente se cuela, se embotella y se guarda en sitio fresco.

MACA
Limpidum Peruvianum Chacón

Cultivo:

Este alimento preferido de los incas crece en los Andes centrales del Perú, especialmente en las zonas altas de Junín y Pasco, y consiste en un tubérculo con forma de rábano, de diversos colores.

Composición:
Almidón, maltosa, fructosa, taninos, ácidos grasos, calcio, fósforo, silicio, cobre, manganeso, aluminio, zinc, bismuto y vitaminas B1, B2 y C. También cantidades importantes de arginina.

Propiedades:
Regula el sistema cardiovascular e inmunológico, es antidepresivo, energizante y antienvejecimiento. Es adecuado en la menopausia, osteoporosis, prostatitis, alopecia, asma, hipertensión y diabetes.
Se emplea para aumentar la fertilidad en la mujer por su alto contenido en estrógenos y como afrodisiaco en ambos sexos.

MAÍZ

Cultivo:
Para conocer el auténtico sabor del maíz es necesario cultivarlo nosotros, ya que el que se vende en el comercio ha perdido casi toda su calidad y sabor.
Buscaremos un terreno con mucho sol, abonado y con suficiente cal. Se hacen unos surcos poco profundos al principio del verano, dejando caer tres semillas juntas y separándolas de las demás 50 cm Se cubren, se riegan y cuando alcanzan los 15 cm se deja una sola planta en cada sitio. Se suprimen los brotes laterales, se la protege de los fuertes vientos, se la riega poco pero frecuentemente y se recolecta en verano. Para comprobar su grado de maduración se comprueba que los estigmas estén secos, se aprietan los granos y si el jugo es compacto, no demasiado

líquido, está listo. Una simple pero enérgica torsión servirá para arrancarlos.

Medicinalmente se emplean también los estigmas de las flores femeninas, que se recolectan cuando empiezan a aparecer en la cúspide de las espigas. Se arrancan a mano y se ponen a secar a la sombra en un lugar ventilado.

Composición:

Contiene la mayoría de las vitaminas del grupo B, salvo el ácido nicotínico o PP, por lo que su consumo puede dar lugar al desarrollo de la pelagra si se usa de forma preferente. Es muy rico en féculas y pobre en albúmina.

Los estigmas contienen saponinas, aceite esencial, taninos.

El endosperma contiene fécula, proteínas, grasa rica en aceites esenciales, vitaminas A y E y magnesio.

Propiedades:

Los frutos del maíz se emplean directamente de la mazorca bien para comerlos directamente o para extraer su aceite. Ese líquido resultante es de suma utilidad como preventivo de las afecciones cardiacas, para el tratamiento del exceso del colesterol, para bajar la tensión sanguínea alta y en regímenes adelgazantes.

La harina se puede utilizar para elaborar papillas muy adecuadas en enfermos del aparato digestivo, para convalecientes y para personas alérgicas al gluten.

Receta básica:

Las palomitas de maíz siguen siendo la forma más rápida y fácil de comer el maíz entero y para ello basta con ponerlas en una cacerola con un poco de aceite, taparlas ligeramente para que no se salgan al romperse y mantener el fuego medio mientras se abren. La sal se añade en el momento de servirlas.

Con la harina se preparan flanes, natillas, gachas y puding, y para los más atrevidos un delicioso pan.

En los herbolarios podemos encontrar un producto denominado "polenta" que es muy sabroso y energético.

Con el almidón de maíz se pueden espesar salsas, aunque ya carece de nutrientes de interés.

MANGO
Mangifera índica

Es un fruto tropical de sabor agradable, parecido al melocotón y aroma de pino. Procede de la India.

Composición:
20% de azúcares, carotenos, vitamina C, azufre, calcio, magnesio.

Propiedades:
Diurética, laxante, galactógena.

MANGOSTÁN
Garcinia mangostana

Procede de malasia y es de un intenso color marrón púrpura y gruesa corteza. Se emplea para la obesidad porque dificulta la absorción de las grasas alimentarias.

MANZANA
Malus pumila

Cultivo:

No es de extrañar que Adán y Eva sucumbieran ante una manzana, ya que se puede considerar como la reina de las frutas, no tanto porque su sabor sea único, que lo es, sino por su buena digestibilidad, la gran cantidad de formas que admite para cocinarla y lo fácil de su cultivo, especialmente en tierras templadas y húmedas del norte.

Para tener un manzano en nuestro huerto hay que partir de un árbol injertado en patrones enanos. El suelo deberá tener buen drenaje, pero no demasiado rico para que de muchos frutos. Se planta al comienzo del invierno y al llegar el tiempo cálido se empleará abono o estiércol fermentado. Cuando la manzana se puede coger sin ningún esfuerzo es que está madura, debiendo comerse inmediatamente.

Composición:

Vitaminas B1, B2, PP y C, además de potasio, sodio, hierro, calcio, cloro, azufre, manganeso, cobre, arsénico, fósforo y magnesio. Es rica en fructosa y glucosa.

Contiene también ácidos málico y cítricos.

Tiene 85 gr de agua, 0,3 gr de proteínas, 0,4 gr de grasas y 13 gr de carbohidratos. También 1,1 gr de fibra y proporciona 58 cal./100 gr

Propiedades:

Las cualidades terapéuticas son diferentes según se emplee la manzana madura, asada o como sidra. Si la tomamos cruda -rallada- tiene un efecto suave astringente, útil en diarreas, y asada al horno es laxante, por lo que resulta de interés en niños. Es un buen alimento para los diabéticos y las personas de estómago delicado.

Su zumo natural, la sidra, tiene efectos importantes como diurética, antitóxica, depurativa y muy digestiva. Mejora la hipertensión, el reumatismo, los cólicos hepáticos y contribuye a eliminar arenillas en los riñones. Hay que evitar retenerla en la boca ya que es algo corrosiva para los dientes. Para hacerla más digestiva es conveniente escanciarla, ya que así se rompen sus fibrillas y se hace fluida.

Es un buen tónico nervioso y muscular, estimulante y descongestionante del hígado. Mejora la tos, los resfriados, favorece el parto, dilata la uretra y hay quien asegura que mejora el cáncer gástrico.

Otros usos:

Corrige las indigestiones, mejora la gota y el reumatismo, calma los ardores gástricos, reduce el colesterol, alivia la ronquera y tiene acción antivírica. Se le han encontrado propiedades antitumorales, protectora cardiaca y para reducir el exceso de metales pesados dentro del organismo.

No es recomendable consumir las semillas por su contenido en cianuro.

Receta básica:

Las manzanas al horno se preparan quitándoles la parte superior, aunque sin tirarlo, y se extrae con cuidado el corazón central para hacer un hueco, el cual se rellena con azúcar y un poco de vino dulce. Se cubre con la tapadera quitada anteriormente y se ponen al horno.

Podemos hacer otro postre cortando la manzana en cuatro trozos y poniendo algo de zumo de limón. Aparte hacemos una masa con harina y dos claras de huevo todo bien batido, y se cubren los trozos de la manzana. Se fríen en una cazuela con abundante aceite no muy caliente y se deja escurrir. En una sartén pondremos aceite y algo de azúcar y cuando tengamos el caramelo preparado se echa encima de las manzanas. Si le echamos en ese momento agua helada el caramelo cristalizará inmediatamente.

MARACUYÁ
Passiflora edulis

Se conoce como granadilla o fruta de la pasión. Es muy aromática, rica en vitamina A y en su interior posee numerosas pepitas.

MELÓN

Cultivo:
Procedente de Asia y Africa, se introdujo en Europa en el siglo XVIII.
Se cultiva en países cálidos y se conocen diez variedades englobados en dos categorías, reticulados y catalupo, variando el color de la corteza del amarillo al verde, así como su tamaño que puede ir desde un aspecto minúsculo, hasta un tamaño similar a las calabazas gigantes.
La pulpa también varía su color, lo mismo que el sabor que no siempre es lo dulce que estamos acostumbrados a comer.
Se realiza la siembra al comienzo del verano, aunque el terreno se prepara un mes antes incorporando estiércol y una semana antes abonos diversos. Se ponen cuatro semillas juntas cubriendo el hoyo con arena, aunque también se puede hacer en pequeñas macetas. Cuando han aparecido las primeras hojas se ponen solamente dos plantas y cuando brotan las demás se pinzan tres hojas más. De esta manera crecerán más ramas muy fructíferas, eliminando los brotes que aparezcan por las axilas.
Composición:

Contiene sales minerales, azúcares, fibra, vitaminas y gran cantidad de agua. También enzimas como la papaína.

Vitaminas A y C, fósforo, calcio, hierro.

Propiedades:

Es beneficioso en caso de acidez estomacal y sanguínea gracias a su contenido en sales minerales alcalinas. Es refrescante, energético, mejora las enfermedades renales por su efecto diurético, ayuda a neutralizar las toxinas de la carne y posee efectos depurativos y laxantes. Se emplea en la acetonemia infantil que acompaña a las enfermedades infecciosas, en la gota, el reumatismo y la insuficiencia hepática.

Aplicado directamente en las heridas las cicatriza y las limpia, siendo también útil para calmar las quemaduras superficiales y en forma de cataplasma en casos de traumatismos dolorosos.

No está recomendado en casos de diabetes, diarreas o trastornos digestivos crónicos.

Receta básica:

Hay que servirlo frío, con las esquinas seccionadas y cortado en grandes trozos. Se puede rociar con jerez o licor y espolvorearlo con azúcar. Si deseamos confitarlo mezclaremos un cuarto de azúcar por medio kilo de melón y lo pondremos a cocer durante 45 minutos. Luego se tritura todo y se deja enfriar.

En algunos países es costumbre comerlo de primer plato, no como postre, acompañado por jamón.

En el supuesto de que no vayamos a comerlo entero lo guardaremos el resto boca abajo, con sus pepitas, en el frigorífico.

También podemos vaciarlo del todo y utilizar su cáscara partida por la mitad para preparar batidos o macedonias, los cuales conservarán así su frescor y sabor durante mucho tiempo, además de dar una presencia muy personal a los postres.

Otra modalidad es el melón con anís, el cual se corta en rodajas y se baña en un recipiente que contiene azúcar y anís. Se ponen en el frigorífico durante tres horas.

MELOCOTÓN

Cultivo:

Procedente de Persia, fue introducido por los romanos en Europa. Se conocen diferentes variedades, aunque casi todos con un reconocido prestigio como fruta exquisita.

Llega a crecer 5 metros de altura y puede vivir 15 años en climas calurosos. Su fruto tiene la piel aterciopelada y la carne amarilla, con un hueso grande central que es la semilla. Hay que comerlo siempre maduro.

Composición:

Contiene minerales, oligoelementos y vitaminas. Especialmente vitamina C, hidratos de carbono, potasio, fósforo y azufre.

Propiedades:

Para aprovechar sus cualidades nutritivas es mejor comerlo con la piel, ya que ahí es donde están sus vitaminas.

Se le atribuyen propiedades terapéuticas en las enfermedades del estómago, de los riñones y del hígado, e incluso hay quien lo recomienda en muchos tipos de cáncer. Es un sedante nervioso bien tolerado, ligeramente diurético y laxante si se toma su jugo en ayunas. El aceite que se extrae de la semilla tiene propiedades curativas en los zumbidos de oídos.

Mejora la digestión. Es depurativo, energético y ayuda a eliminar parásitos intestinales.

Regula la menstruación y es un buen antianémico.

Receta básica:
Se pelan superficialmente los melocotones, se les parte por la mitad y se les quita el hueso. Los ponemos a hervir con agua y azúcar y al final añadimos algún licor dulce. Le podemos añadir algún tipo de crema, nata montada o clara de huevo a punto de nieve. Se sirven fríos.

La presentación "melocotón en almíbar" es muy energética, aunque en el proceso de preparación y enlatado se pierden la mayor parte de sus vitaminas. Para que esto no ocurra los podemos hacer en casa de la siguiente manera: se pelan y parten los melocotones, suprimiendo los huesos. Se prepara aparte el mismo peso en azúcar, agua y canela, con lo cual se hace el almíbar cociéndolo durante cinco minutos, añadiendo los melocotones y cociéndolo cinco minutos más. Finalizado esto se meten en frascos de cristal bien secos y cuando estén fríos se esterilizan al baño María.

MEMBRILLO

Cultivo:
Originario de Asia y cultivado en la actualidad en el Mediterráneo, es un arbusto de cuatro metros que pertenece a la familia de las Rosáceas. Cultivado abundantemente en Portugal, proporciona un fruto de piel aterciopelada y de color amarillo.

Se trata de un arbusto de ramas vellosas y grandes flores rosadas que aparecen sueltas y desprenden un agradable perfume. Los frutos son drupas amarillas, perfumadas y vellosas y parece ser que simbolizan la suerte y la fertilidad.

Se recoge el fruto maduro a finales de septiembre y se seca a 40°.

Composición:
Tanino y pectinas.
Mucilagos, amigdalina, enzima, aceite esencial, proteínas.

Propiedades:
El dulce de membrillo es muy popular por su gran efecto energético y porque corta las diarreas.

Posee un efecto emoliente en las patologías digestivas, además de ser un estimulante hepático y un aperitivo. El fruto crudo se emplea localmente para quitar las arrugas del rostro y cociendo las hojas se obtiene una infusión que baja la fiebre, quita la tos y anula los espasmos gástricos.

Es eficaz en la disentería, los vómitos y como tratamiento de fondo de las tuberculosis.

En uso externo sus semillas se emplean para tratar sabañones, hemorroides, quemaduras, grietas del pezón y para combatir las arrugas.

Receta básica:
Normalmente no se come crudo sino asado al horno y con mucho azúcar, ya que crudo no tiene buen sabor.

El popular dulce de membrillo se hace así: se cortan en pedazos los membrillos maduros, quitándoles todas las pepitas, para cocerlos en abundante agua. Se pasan por un colador y se prepara la misma cantidad de azúcar. Se pone el puré de membrillo al fuego para que espese y entonces se agrega el azúcar, removiendo todo durante 15 minutos. Se deja enfriar sin parar de moverlo con una cuchara de madera y se mete frío en tarros de cristal que se dejan al sol para que se seque. Después hay que taparlo herméticamente.

MIJO
Cultivo:
Se trata de una planta gramínea, del grupo de los cereales, que posee granos brillantes, ligeramente aplastados y cuyo color puede oscilar entre el blanco y el negro. Sabemos que su cultivo data al menos 5.000 años. Esta planta herbácea perenne tiene un rizoma corto, tallo erguido ramificado y en las axilas de las hojas aparecen pequeñas flores blancas. Toda la planta se halla recubierta de un áspero vello.

Cuando se recolectan los granos están recubiertos de una cascarilla de color amarillo, rica en celulosa y lignina, en cuyo interior se encuentra el grano que representa el 61% del peso total. Esta operación se hace a mano y se sacude la planta para hacerlos caer en un paño o bien se corta la parte superior de la planta y se espera para retirar los frutos cuando estén secas todas las zonas verdes.

Composición:
Fósforo, magnesio, hierro, flúor, sílice, vitaminas del grupo B y A, lecitina, almidón.

Contiene un 3,8% de grasas, 9,4% de proteínas, 61,9% de carbohidratos, un 0,9% de celulosa y un 11% de humedad.

Propiedades:
Estimula de manera decisiva el crecimiento del cabello, aplicación que se emplea ya desde hace cientos de años. Es muy energético.

Favorece el crecimiento de la piel, fortalece el esmalte dental, mejora las funciones cerebrales y cardiacas y es un energético de acción muy rápida.

Contiene un enzima que actúa sobre las materias grasas, una diastasa muy activa.

Es muy diurético y se emplea en las afecciones de las vías urinarias y contra la formación de cálculos renales.

Con sus hojas secas se puede elaborar un sabroso sucedáneo del té y el pigmento rojo de su rizoma nos ayudará a colorear mantequilla y licores.

Receta básica:
Se cuece el mijo con leche y después se le añade mantequilla, miel, dátiles y dos yemas de huevo. Se le incorporan las claras a punto de nieve y se vierte todo en un molde untado con mantequilla para que no se pegue. Se deja media hora en el horno suave.

Hay que cocerlo siempre a fuego suave, durante 20 minutos, en una proporción de 3 partes de agua por una de mijo, comerlo enseguida ya que no admite la conservación. Se recomienda emplear algo de bicarbonato sódico cuando hacemos galletas o pan con su harina, ya que así se evita un proceso llamado saponificación que altera enormemente el sabor del mijo.

MORAS

Cultivo:
Es el fruto del moral o de la morera, de forma ovalada y dos centímetros de diámetro, formada por una agrupación de globulillos blandos, carnosos, de color morado y sabor dulce cuando están maduros. Su jugo tiñe muy enérgicamente. La morera tiene un fruto similar, pero es de color blanquecino.

También se denominan moras a las que provienen de la zarza, un arbusto de hasta 200 cm de altura y cuyos tallos postrados y repteantes, pueden ser ascendentes o estar colgantes. Sus puntiaguadas espinas lo hacen muy reconocible.

Los frutos se recogen durante el verano.

Composición:
Fósforo, calcio, hierro, taninos, pectinas.
Vitaminas A y C y un 8% de carbohidratos.

Propiedades:
Es laxante, nutritiva, refrescante y depurativa. Si se comen cuando aún no están maduras tiene un sabor agrio y propiedades astringentes.
Con su zumo diluido se prepara un líquido eficaz en gargarismos, eficaz para las lombrices y las diarreas.
Mejora las anemias, la artritis y el reumatismo en general.
Es muy empleado contra la ronquera, el constipado y los trastornos intestinales. Son bactericidas y eliminan los hongos, actuando igualmente contra la gripe, los resfriados y la tos.

Receta básica:
Para hacer una mermelada de moras se lavan y trituran, mezclándolas con la misma cantidad de azúcar. Se ponen a cocer a fuego lento durante media hora y se deja enfriar antes de ponerlas en tarros bien secos, los cuales se taparán cuando esté totalmente fría la mezcla.

NABO

Cultivo:
Es una planta herbácea, bienal, de la familia de las Crucíferas, con anchas hojas de color verde brillante que en ocasiones se vuelven rojizas y con pelos. Se encuentra espontáneamente en lugares áridos, desolados y se cultiva también a gran escala.
Composición:
Es muy rico en vitamina C, oligoelementos y azufre.

Propiedades:

Estimulan el apetito y crudos mejoran la mayoría de las enfermedades gástricas, inclusive las úlceras. Si lo masticamos lentamente en estado crudo nos ayudarán a mejorar las infecciones bucales.

Es eficaz contra resfriados y sabañones, para reducir la acidez gástrica y la descalcificación.

Receta básica:

Se emplean como condimento para las verduras o como parte de cocidos o potajes.

NARANJA

Cultivo:

Su raíz es muy poderosa y penetra bien en el terreno, debiendo poner especial cuidado en que se desarrolle bien ya que de ella depende la abundancia de los frutos. Puede producir durante casi 80 años, aunque su mejor momento es cuando tienen 30 años. Requieren un clima templado ya que son sensibles a las heladas y se adaptan bien a los grandes calores siempre que no les falte agua. Si queremos plantar un árbol deberemos abrir un hoyo quince días antes, en la estación fría. Se le añade después estiércol o turba, se entierra y se hace un cerco para regar. Se le puede podar periódicamente para que proporcione más frutos.

Composición:

Vitamina C, sales minerales y carotenos.

También vitaminas P y B, calcio, sodio, potasio, magnesio, hierro, cobre, zinc, manganeso y bromo.

Propiedades:

Escorbuto. Es ligeramente antiséptica, antioxidante y depurativa. Mejora el reumatismo, la gripe, la gota, estando indicada en la obesidad y la diabetes. No todo el mundo, sin embargo, tolera bien el zumo de naranja el cual puede dar lugar a acidez gástrica y sarpullidos. Tampoco es una fruta recomendada a los hepáticos.

Estimula el crecimiento infantil y las funciones pancreáticas. Es antihemorrágica y mejora el apetito.

Receta básica:

Una modalidad culinaria muy popular en las verbenas son las naranjas de caramelo. Para elaborarlas se pelan y se les quita también la fibra blanca que las recubre. Se separan los gajos y se ponen un poco al horno para secarlos. Al mismo tiempo se prepara un jarabe con un vaso de agua y un kilo de azúcar calentándolo hasta que esté a punto de caramelo, momento en el cual se sumergen los gajos de naranja.

Se deja todo unos minutos y se ponen a secar. Este mismo procedimiento se puede hacer con la naranja entera (sin cáscara, por supuesto) y con un palo que la atraviese para poderla coger así cuando la comamos.

Otra modalidad es consumirla en forma de zumo, sobre el cual quisiera hacer unas matizaciones. El zumo entero, sin diluir, es ligeramente indigesto y tarda bastante en absorberse. Para evitarlo es imprescindible incorporar al zumo la fibra blanca que se suele desechar, ya que gracias a ella la absorción será paulatina y no causará problemas.

NONI
Morinda citrifolia

Cultivo:

Planta original de Hawai perteneciente a la familia de las Rubiaceae. Se emplean preferentemente los frutos liofilizados en cápsulas.

Composición:
Ácido benzoico, ácido linoleico, limoneno, ácido oleico, eugenol, selenio, vitamina C, ácido acético, asperulósido, ácido hexanoico, xeronina, proxeroninasa, proxeronina y escopoletina.

Propiedades:
Es analgésica, antiinflamatoria y adaptógena. Estimula la producción de células inmunitarias de la serie T y el crecimiento de los macrófagos. Modera la tensión arterial alta, disminuye la hiperviscosidad sanguínea, regula la producción de insulina pancreática y disminuye los niveles altos de colesterol.

NUECES

Cultivo:
Traído a España en el año 71 a.C., el Nogal es un árbol que se cultiva ya abundante en toda la Península.

Tiene una madera muy cotizada en el mercado y sus frutos los proporciona en el invierno.

La corteza de este árbol va pasando del color marrón al gris, al mismo tiempo que se agrieta su superficie. Sus hojas son aromáticas y las flores femeninas forman yemas. Florece en primavera antes de que aparezcan las hojas.

Se puede plantar al lado de los caminos o en el jardín y la recolección se hace con las nueces maduras, poniéndolas a secar en capas finas al sol o en secadero, dándolas muchas vueltas hasta que se ponen de color marrón oscuro.

Composición:

Zinc, cobre.

Vitaminas B, A y E, además de potasio, magnesio, azufre, fósforo, manganeso, zinc, sodio, cobre, hierro y calcio.

También contienen pequeñas cantidades de un alcaloide llamado yuglanina, taninos gálicos, aceite esencial y un glucósido.

Contienen un 15% de proteínas, y un 41% de ácidos grasos poliinsaturados, entre ellos el ácido linoleico (omega-6) y el alfa-linoleico (omega-3)

Propiedades:

Hay que comerlas bien masticadas y no continuamente ya que pueden irritar las encías. Proporcionan una gran energía de reserva por su materia grasa y la fina tela que se encuentra dentro tiene interesantes acciones para proteger el corazón y mejorar su función. También se le atribuyen propiedades favorables en la memoria y el riego sanguíneo cerebral.

Mejora las secreciones linfáticas, elimina parásitos intestinales, baja el colesterol y ayuda a curar las erupciones cutáneas. Se emplean en trastornos gástricos e intestinales, para calmar el sistema nervioso y los espasmos. Mejora la coagulación sanguínea y los sabañones.

Sus hojas en infusión mejoran la diabetes.

Otros usos:

Las nueces son ligeramente afrodisiacas, combaten la fatiga, el ardor de estómago, los cólicos y mejoran la circulación y el corazón. Por su gran parecido con el cerebro humano se las ha considerado desde siempre como un tónico y estimulante cerebral, aunque recientemente se le han descubierto interesantes propiedades para las afecciones cardíacas, especialmente el filamento interno que normalmente se desecha. Son afrodisiacas y previenen las lombrices.

Receta básica:
Se mezcla mantequilla y azúcar, junto con las nueces trituradas y alguna yema de huevo. Se mezcla todo en la batidora y se añade cáscara de limón rayada. Se prepara un recipiente con mantequilla y antes de poner la pasta dentro se incorporan las claras de huevo a punto de nieve por encima, sin aplastarlas. Se cuece en el horno durante una hora. Luego se puede decorar con nueces o nata.

PAN

Parece difícil en principio considerar que el pan tenga propiedades curativas, salvo aquellas derivadas de la procedencia de su harina y por supuesto de sus cualidades nutritivas. No obstante, en un libro sobre alimentación saludable es casi imposible dejarlo apartado, ya que reúne una serie de cualidades que le hacen ser un alimento de primera categoría, mucho más que la carne o los pescados.
Esto es lo que vamos a analizar, su valor como alimento casi completo.

Diferentes tipos de pan:
El pan blanco se elabora con harina de trigo refinada, de la cual se ha eliminado el germen y el salvado. Es el menos adecuado para la alimentación por ser un alimento desequilibrado.
El pan de molde se elabora también con harina refinada y se le incorpora mantequilla y fécula de patatas.
El pan integral auténtico se elabora con harina integral y su germen, por lo que es un poco más duro que el blanco. Como

alimento es muy completo. Existe en el mercado un pan denominado integral que no tiene nada que ver con el auténtico ya que está elaborado con harina refinada y algo de salvado, refinado también.

La pregunta que cualquier persona se hace en cuanto se les explica la diferencia entre el pan integral y el refinado es siempre la misma: "Si se conoce la diferencia y la manera de solucionarlo, ¿por qué se sigue elaborando pan blanco?". La respuesta viene mediante otra pregunta: "Si la gente tiene ya a su disposición en la mayoría de las panaderías todo tipo de pan, ¿por qué sigue comprando el blanco?".

Para comprender por qué, hay que analizar primero el motivo por el cual existen diversos tipos de pan.

Vamos a fabricar pan

Es un hecho que el grano de trigo no tiene un sabor agradable para ser comido crudo y, por tanto, hay que pulverizarlo para convertirlo en harina, la cual sigue siendo poco comestible salvo que la manipulemos de alguna manera. Si convertimos todo el grano de trigo, con su germen y cascarilla íntegra en harina, tendremos lo que se denomina harina integral, algo que en principio es lo mejor para la alimentación. Lo que ocurre es que por motivos que luego veremos de esta harina integral se separan el germen y el salvado exterior, o sea, el 30% de su contenido. Que en esa parte que extraen se encuentren la mayor cantidad de vitaminas, minerales, grasas y aminoácidos del trigo, parece que no les importa a los fabricantes, quienes prefieren darnos un producto final pobre en nutrientes por algún motivo en principio oculto.

Vamos a ver qué es lo que se pierde exactamente en este proceso de refinado de la harina:

El pan integral contiene un 13,6% de proteínas mientras que el blanco un 12,8%, cantidad no excesivamente significativa. Las grasas pasan del 2,5% a un 1,2%, lo que quizás mucha gente interprete como algo positivo; a menos grasas menos engorde, lo que no es cierto. Las grasas que estamos eliminando son grasas insaturadas, beneficiosas para la salud y evitan que engordemos. Después se eliminan totalmente las fibras y se pierden la mayoría de las vitaminas del grupo B, en especial el ácido fólico, un componente esencial para la maduración de los glóbulos rojos. También desaparece casi completamente el hierro, otro elemento esencial para la sangre.

Pues conscientes las autoridades sanitarias de estas pérdidas y deseando dar al consumidor un alimento más equilibrado, obligan en numerosos países a restituir algunas de las vitaminas perdidas en el blanqueado. Además, y para consolar a los iniciados sacan al mercado el denominado pan integral, un subproducto que no es ni integral ni blanco, ya que solamente se le ha añadido salvado refinado, o sea, fibra insípida y sin valor nutritivo alguno. La incongruencia para tal cantidad de desatinos parece no tener explicación, pero sí la tiene.

El pan integral al 100% elaborado con sal marina y levadura madre, es muy nutritivo y casi un alimento perfecto, pero hay que tener buenos dientes para masticarlo. Además, dada la gran cantidad de grasas que contiene, procedentes del germen, se enrancia con facilidad y su conservación es más difícil.

Resumiendo: hay que comer con preferencia pan integral y si ello no es posible consumir pan de centeno, de maíz o un semiintegral que se vende en herbolarios y que es bastante aceptable.

Receta básica:

La mejor manera de aprovechar el pan sobrante es dejarlo endurecer un poco y hacer una deliciosa sopa de pan. Se corta en rebanadas pequeñas, se rocía con un poco de agua salada y se envuelve en una servilleta hasta el día siguiente.

En el momento de prepararlo se fríen en una sartén unos ajos y cuando están dorados se retiran y se añade un poco de pimentón, agregando después el pan para dorarlo un poco. Después se le añade agua y algo de perejil, así como un cubito vegetal y ya tenemos una sabrosa sopa. Hay quien prescinde del caldo y se come el pan cuando ya está aliñado, sin hacer sopa.

Otra de las múltiples ventajas del pan es que admite preparar con él postres dulces, como, por ejemplo: se cogen cuatro huevos y se separan sus yemas, las cuales se mezclan con azúcar y pan rallado. Se ponen uvas pasas que no tengan rabito, fruta confitada y las claras a punto de nieve. Se pone todo en un molde espolvoreado con pan rallado y se mete en el horno suave durante media hora. Se puede adornar entonces con azúcar, crema o algún licor dulce.

Propiedades terapéuticas:

Una rodaja de pan frío sacado del frigorífico alivia el escozor de ojos. Una rebanada caliente calma las heridas. Una rebanada fría detiene las hemorragias.

PAPAYA

Cultivo:

De aspecto externo similar al melón procede de Méjico y su fruto, que adopta formas muy diversas, puede llegar a pesar ocho kilos. De piel suave y fina, tiene la pulpa muy jugosa y rica en azúcar, estando situadas sus semillas negras en la pared interna.

La leche del fruto se extrae mediante incisiones en el fruto verde y se recoge en telas puestas debajo. Después se seca al sol o artificialmente.

Composición:

Azúcar y papaína.

Pectinas, fermentos disolventes de albúminas, resinas, ácidos orgánicos, vitaminas A, B y C, aceite esencial con fosfolípidos, fósforo, calcio, magnesio, potasio.

Propiedades:

Su gran contenido en el fermento papaína, hace que sea beneficiosa para mejorar la digestión de la carne, e incluso se puede añadir a los platos ya que ablanda los alimentos.

Terapéuticamente se le han comprobado, además, un buen efecto en las afecciones cutáneas y para eliminar parásitos intestinales.

Mejora las afecciones hepáticas y las enfermedades cardiacas, la colitis y el colon irritable.

El jugo aplicado externamente blanquea las manchas rojizas del rostro.

Receta básica:

Se cortan las papayas verdes longitudinalmente, sin semillas, y se cuecen para que se ablanden. Se pueden servir aderezadas con aceite, sal, limón y pimienta.

PASTA ITALIANA

Dietética:

Elaborada a partir de harina de trigo y considerada como un alimento típico de Italia (aunque parece ser que procede en realidad de Grecia y China), lo cierto es que fueron los italianos del siglo XIV quienes la divulgaron por todo el mundo y el Rey Luis XI el monarca que primeramente la popularizó. Posteriormente, en el siglo XVI, otro factor vino a aumentar el consumo de los platos con pasta italiana y fue el descubrimiento del tomate como elemento imprescindible para darle aún más sabor, obra que debemos atribuir a Pizarro que los importó del Perú.

Como elemento nutritivo es muy superior al pan y debería constituir un alimento básico para niños y jóvenes, así como en toda persona que realice trabajos físicos.

Se elabora normalmente con harina de trigo, gluten, huevo, grasa y algo de agua, aunque ahora podemos encontrar una amplia variedad que, sin embargo, no logra desplazar a la más básica.

100 gramos de pasta simple proporcionan 350 calorías de rápida asimilación, 12% de proteínas, 1,5% de grasas, 73% de hidratos de carbono y 12% de agua.

Propiedades:

Es esencialmente un alimento energético, que no produce engorde mientras no lo mezclemos con otros alimentos, especialmente los grasos, y cuya digestión y metabolización es muy rápida, por lo que constituyen un aporte calórico de primer orden.

Son muy aptas para estómagos delicados.

Receta básica:

Hay que cocerlas metiéndolas en agua hirviendo, con sal marina y un poco de aceite, moviéndolas de vez en cuando para evitar que se apelmace. El tiempo de cocción medio es de 8 minutos y una vez finalizado no hay que dejarlas en el agua caliente. Se meten bajo un chorro de agua fría y para que no pierdan la consistencia ideal hay que servirlas pronto.

PATATAS

Cultivo:

Descubiertas en el Perú por los españoles en 1532, tardaron bastante en ser consideradas como alimento básico en Europa a causa de los numerosos ataques que recibieron de los "expertos" de entonces. Por ese motivo, no fue sino hasta el siglo XVIII en que se generalizó su cultivo.

Para sembrarla, si dispones de un terreno fértil con hierba siégalo en febrero si es verde o en noviembre si es pradera. Un mes más tarde haz el layado, en marzo el desterronamiento y después el refinado. Cuando plantes la simiente ten cuidado para no aprisionar los brotes. Cuando ya hagas la recolección deja secar las patatas durante unas horas en el suelo antes de almacenarlas.

Composición:

Proteínas 2%, grasas 0,1%, carbohidratos 20%, celulosa 0,4%, vitaminas A, B, C y PP.

Aportan 90 calorías por 100 gr así como algo de calcio y potasio.

Propiedades:

El zumo de la patata cruda es un excelente remedio para curar las úlceras gastroduodenales.

Está también recomendada en las enfermedades hepáticas, para curar la acidez de estómago, en la artritis, la gota y para mejorar la función renal.

Se le han reconocido propiedades para mejorar las enfermedades circulatorias y las acumulaciones de líquidos en órganos y tejidos.

Receta básica:

Aunque se puede comer cruda e incluso su zumo es muy saludable, lo mejor es comerlas hervidas al vapor (sin quitar la piel) o cocidas, aunque la modalidad de fritas goza de la misma aceptación.

Las patatas deben tener la piel amarilla, lisa y dura, sin ningún tipo de brote (son tóxicos por la presencia en ellos de solanina.) Hay que mantenerlas a no más de 8°, en lugar ligeramente húmedo, en la oscuridad y en sitio alto.

Para hervirlas con agua deberemos lavarlas previamente y ponerlas con su piel en agua salada hirviendo. Una vez tiernas se frotan debajo del agua del grifo para quitarlas la piel y se colocarán en un lugar seco hasta que las vayamos a utilizar.

Otra forma saludable es cocerlas al horno para lo cual se lavan con la cáscara, se envuelven en papel de aluminio y se ponen a horno moderado durante al menos 30 minutos. Después se las quita la piel, se cortan y se doran en aceite hirviendo.

La técnica para las patatas fritas es sencilla: se cortan en rodajas y se ponen en abundante aceite caliente durante cinco minutos. Se sacan, se dejan enfriar y antes de ir a comerlas se las volverá en freír en aceite muy caliente, se escurrirán bien y se les añadirá la sal fina, poniéndolas en un recipiente que tenga una servilleta.

Por último, el puré de patatas requiere pelar las patatas y ponerlas en agua fría con sal y especias. Se hierve a fuego lento, se pasan por el pasapurés y se echan en una cazuela con mantequilla y leche, removiendo todo. También se le puede añadir huevo batido y algo de queso rallado. Hay quien prefiere no pelar las patatas antes de cocerlas y las prepara al vapor, lo que en principio cambia algo el sabor tradicional, pero es más nutritivo.

PEPINO
Cucumis sativus

Cultivo:
Procedente de Asia se trata de una planta anual, muy ramificada, rastrera y trepadora, perteneciente a la familia de las cucurbitáceas. Tiene hojas alternas, flores amarillas y el fruto maduro puede medir 15 cm de largo. Hay que sembrarlo en abril y necesita al menos 20° y un clima húmedo para crecer. Se riega frecuentemente y no hay que volver a sembrarlo en el mismo sitio hasta pasados tres años.

Hay que dejar transcurrir cuatro semanas entre la siembra y el trasplante, siendo conveniente ponerlos en macetas de 8 cm, individuales, poniendo en cada una dos o tres semillas sin profundizar. Necesitan una temperatura de al menos 20° para germinar sin problemas, debiendo tener agua, luz, pero al abrigo del sol. Cuando la planta tiene seis hojas se podan los brotes terminales. Se recolectan antes de que sean grandes y viejos, ya que los jóvenes tienen mejor sabor.

Composición:
Vitaminas A, B y C, fósforo, calcio, azufre y sodio.
Tiene un 98% de agua, 1% de proteínas, 2% de carbohidratos y nada de grasa.

Propiedades:
Se le reconocen propiedades importantes en tratamientos externos de la piel. Internamente induce al sueño, es refrescante, diurético suave y su contenido en azufre le hace adecuado para tratar internamente la mayoría de los problemas de piel, especialmente a causa de la grasa. Disuelve los cálculos renales, elimina el ácido úrico y mejora las afecciones reumáticas.

Neutraliza la acidez de estómago, mejora las úlceras duodenales, alcaliniza la orina y la sangre y es un laxante suave pero eficaz. Estimula de manera poderosa las glándulas suprarrenales y prolongan la juventud.

Externamente son populares las mascarillas de rodajas de pepino, ya que suavizan la piel y la hidratan profundamente. También se puede emplear el jugo fresco mezclado con agua de rosas. Mezclado su jugo con aceite de oliva, zumo de limón y de zanahoria, ejerce un efecto rejuvenecedor de la sangre muy intenso, aliviando también la tensión nerviosa y renovando las células atrofiadas.

Está contraindicado en casos de prostatitis.

Otros usos:

Calma las insolaciones, disminuye la acidez de estómago, mejora las úlceras gástricas y alivia los dolores de la artrosis y la gota. El jugo baja la fiebre, refresca la piel quemada, reduce la hinchazón de los ojos y las semillas eliminan la tenia o solitaria.

Receta básica:

Es prudente colocarlos el día antes en una servilleta, previamente cortados en rodajas y sazonados, aplastándolos con una madera para que expulsen el agua. Al día siguiente se ponen en una ensaladera, se rocían de aceite, sal, estragón y pimienta, dejándolos macerar durante tres horas. Después se le puede añadir una salsa vinagreta con algo de mantequilla batida y ponerlos media hora en frigorífico para servirlos bien fríos.

El clásico gazpacho se hace así: se cortan y trituran los pimientos, los tomates y el pepino. Se añade la miga de pan y se deja dos horas en el frigorífico. Se machacan cominos, ajos y vinagre y se mezclan con lo anterior. Se sirve frío con una guarnición de pimiento, tomate, pepino, cebolla y pan cortado todo a trocitos.

PERA

Cultivo:
Este árbol, originario de China, puede alcanzar los 15 metros de altura, vivir casi 30 años, y comenzar a dar frutos a los 5 años si el clima es templado.

El suelo no debe estar demasiado drenado ya que si es así crecerán muchas hojas en lugar de frutos. Cuando llega el verano se abonará ligeramente, evitando que toque el tronco para que no se pudra. El resto del año habrá que podarlo y vigilar las plagas. Hay que almacenarlas en un cuarto húmedo y fresco, evitando que se pudran.

Composición:
Manganeso, azufre, calcio, cloro, zinc, hierro, fósforo, yodo, potasio y sodio. Vitaminas A, B1, B2, C y PP, pectinas y taninos. Aporta un 4% de celulosa, 88% de agua, 0,4% de grasas y 0,5% de proteínas.

Propiedades:
Se le reconocen virtudes como antianémica, diurética y laxante. Es muy digestiva, especialmente cocidas o en mermeladas. Elimina el ácido úrico, es depurativa, astringente, levemente sedante y evita putrefacciones intestinales. También conviene en reumatismos, gota, anemia, tuberculosis, diabetes y muy especialmente en la hipertensión.

Es una de las frutas mejor toleradas a nivel gástrico, por lo que conviene a las personas enfermas y anémicas.

Receta básica:
Un postre delicioso se prepara mondando las peras y cociéndolas enteras a fuego suave durante una hora en un cazo con azúcar y un poco de agua. Se retiran del fuego y se ponen en unas copas para que se enfríen. Aparte se prepara chocolate líquido y cuando esté listo se le agrega mantequilla y dos yemas de huevo, removiéndolo todo para hacer una crema. Se incorpora entonces las claras a punto de nieve y se ponen encima de las peras. Se deja una hora en frigorífico para que cuaje y se sirven frías.

Y aunque no estemos habituados a comerlas en ensalada se puede probar la siguiente receta: se pelan las peras y se cortan por la mitad para quitarlas el corazón y luego se hacen gajos. Se rocían con jugo de limón y se ponen encima de las hojas de lechuga. La salsa puede hacerse con queso Roquefort y mayonesa batidos y algún condimento que le guste.

PEREJIL

Cultivo:
Pertenece a la familia de las Umbelíferas, tiene el tallo erecto de hasta 20 cm de altura y puede dar frutos dos veces al año si se cultiva. La raíz es frondosa, las hojas de un verde brillante, de bordes aserrados y levemente triangulares. Se cultiva abundantemente en Cataluña, aunque puede vegetar en cualquier terreno, prefiriendo lugares frescos y sombreados.

Se recolecta entre agosto y septiembre, cortando las umbelas justo antes de madurar. Se deja secar a la sombra.

Composición:
Es rico en vitaminas A y C, en Rutina y flavonoides.

Aceite esencial con apiol, apina, miristicina, pineno, terpenos, bergapteno, ácido petroselínico.

Propiedades:
Es diurético enérgico e incluso ligeramente abortivo si se emplea a dosis altas en estado crudo. No emplear nunca en embarazadas, aunque frito y mezclado con los alimentos no tiene, sin embargo, estos efectos perjudiciales.

Es digestivo, carminativo y estimulante uterino para las amenorreas o retrasos en el período.

Tiene propiedades diuréticas, corrige la acidez de estómago, mejora las afecciones hepáticas y renales, baja la tensión arterial, elimina los parásitos intestinales, estimula la lactancia y localmente se emplea contra las picaduras de insectos, para aplacar el dolor de muelas, en las heridas y abscesos, así como en contusiones.

Receta básica:
Es adecuado como condimento en una gran variedad de platos cocinados y se puede añadir discretamente a las ensaladas de lechuga.

PIMIENTOS

Cultivo:
Originarios de América, existen diversas variedades entre ellas el pimiento morrón, grueso y dulce, y el de cornetilla, de punta encorvada y sabor picante. Verdes al principio y rojos cuando maduran, se pueden comer en cualquier momento. Del tipo longum se obtiene el **pimentón**, la **guindilla** y el **chile.**

El terreno debe tener algo de estiércol y la siembra se realiza en la época de invierno. Cuando germinan y aparecen las primeras hojas es el momento de trasplantarlos a macetas y con posterioridad al terreno. Las plantas deben estar a 45 cm de separación y resguardadas del frío y cuando alcanzan los 15 cm se despunta la yema principal y se colocan los tutores.

En el momento en que salen los frutos es conveniente poner abono, efectuando la recolección cuando son verdes.

Composición:

Vitaminas C (115 mg) A, P, hierro y potasio.

Capsaicina, carotenos, flavonoides, aceite esencial, azúcar.

Propiedades:

Neutraliza la acidez gástrica, mejora las enfermedades reumáticas, la artritis y la tuberculosis ósea. Ayuda al buen funcionamiento hepático, estimula el apetito y tomando su caldo en ayunas vacía la vesícula biliar.

Externamente se emplea para aclarar las manchas de la piel, los granos y en gárgaras con un poco de limón para faringitis.

Es vasodilatador y estimulante del peristaltismo.

Otros usos:

Son tónicos, antisépticos y estimulan el sistema circulatorio y la transpiración. Son refrescantes, alivian el asma, las varices, disminuyen la sensibilidad al dolor, el cansancio, la sinusitis y los catarros.

Receta básica:

Para comerlos en crudo se cortan en anillas y se rocían con aceite y limón con algo de sal, dejándolos macerar al menos media hora.

Los pimientos verdes fritos se fríen en abundante aceite y los colorados se asan al horno con bastante aceite y se les deja enfriar para quitarles después la piel quemada. Luego se les corta en tiras, se quitan las semillas, se lavan y se les adereza.

Otra forma es rellenos, tanto verdes como rojos, y para ello se hierven primero en agua durante cinco minutos, aunque hay quien prefiere rellenarles en crudo.

En ambos casos se pone sal en su interior y se les añade el picadillo elegido, por ejemplo, a base de cebolla frita picada, huevo batido, miga de pan con leche, queso rallado y un poco de pimienta. Después se ponen al horno durante 45 minutos.

Los pimientos mejicanos, esa variedad tan picante que entusiasma a los aficionados, se hace con pimientos verdes pequeños, previamente vaciados de pepitas. Aparte se mezcla miga de pan rellena en leche, tomates reducidos a puré, piñones y pasas. Con todo se rellenan los pimientos, se rebozan con harina y huevo batido y se fríen.

PIÑA
Ananas sativus

Cultivo:
Procedente de Hawaii y Brasil, actualmente su cultivo está muy extendido en los países tropicales.

Su nombre suele dar todavía lugar a confusiones ya que también se le denomina ananás o mayzali, siendo variedades diferentes. Fue precisamente Cristóbal Colón quien la trajo a España desde la isla Guadalupe en 1493.

Se trata de un fruto de gran tamaño, incluso de dos kilos, con cáscara gruesa, dura, a partir de escamas marrones y que tiene en uno de sus extremos un conjunto muy vistoso de hojas verdes, por lo que a la hora de presentarlo en la mesa constituye un motivo ornamental muy cuidado. Su pulpa es amarillenta, aromática y bastante dulce con tintes ácidos.

Composición:

Vitaminas A, E y B fermentos y enzimas como la bromelina.
Rica en vitamina C, calcio, hierro, fósforo.

Propiedades:

Se emplea en regímenes de adelgazamiento y preferentemente en la celulitis, siendo un reductor del apetito.

Es muy digestiva, refrescante y favorece el desarrollo óseo en los niños. Mejora la calidad del esmalte dental, purifica la sangre, alivia los catarros, calma la tos, la gota y la artrosis. Se recomienda en las enfermedades hepáticas, de páncreas y en las anemias.

Favorece la cicatrización de las úlceras internas y estimula la producción de insulina.

Externamente se emplea para blanquear la dentadura.

La piña en conserva pierde la mayor parte de su contenido en bromelina.

Receta básica:

Se prepara habitualmente como un cóctel de frutas tropicales, esto es, vaciarla de la pulpa y rellenarla con frutas diversas, licor y el resto de la pulpa. También se puede cocer con un jarabe de azúcar y licor, mezclarla con helados y batidos o hacer buñuelos dulces.

Si queremos un licor de piña hay que poner previamente ron en una botella con tapón hermético, junto con azúcar y pimienta, durante treinta días en sitio oscuro. Al finalizar este período se pone la piña triturada en tarros de cristal y se baña con ron hasta cubrirlos, cerrando los frascos herméticamente y dejándolos reposar durante 60 días.

La piña que viene en latas de metal puede generar intoxicaciones serias ya que los ácidos de esta fruta pueden disolver la cubierta barnizada. Una vez abierta hay que consumirla en su totalidad en el día.

PIÑONES

Cultivo:
Se trata de un árbol de hasta 40 metros de altura, con copa irregular, tronco de corteza rojiza y parda en la zona superior, con hojas aciculares y flores amarillas. Florece en mayo y se encuentra en bosques mixtos o en reservas secas y cenagosas. Se emplean también las yemas y la resina.
Es el fruto del pino piñonero (Pinus pinea) y se trata de una fruta muy rica en aceites esenciales.

Composición:
Aceite esencial con felandreno, pineno y otros.

Propiedades:
Es aperitivo, aporta numerosas calorías y nutrientes, aunque es bastante indigesto si se toma sin masticar adecuadamente. Se emplea en las anemias, en la astenia y en los deportistas de invierno. Antiguamente se utilizaba con cierto éxito en la tuberculosis, las parálisis infantiles y para curar la impotencia.

PIPAS DE CALABAZA

Cultivo:
Se trata de un alimento que se obtiene eliminando la cáscara leñosa que las recubre.
En la antigüedad se le consideró como un alimento signo de progreso económico, gozando de gran fama como saludable. Se trata de una planta de la familia de las Cucurbitáceas con tallo

flexible, trepador, cubierto de pelos ásperos, hojas grandes y pelosas y flores grandes de color anaranjado.

El fruto es amarillo o verde, de grandes dimensiones y contiene en su interior numerosas semillas grisáceas, planas, encerradas en pieles blancas.

Composición:

Son muy ricas en grasas (un 50%), la mayoría compuestas por ácidos linoléicos y linolénicos. También contiene un fermento denominado citrilina considerado un portador de oxígeno, hormonas vegetales, vitamina A, E y F, una gran riqueza en arginina y otros aminoácidos esenciales.

También tiene grandes cantidades de fósforo, magnesio, hierro y zinc.

Propiedades:

Constituyen un extraordinario remedio para eliminar los parásitos intestinales e incluso la tenia.

Baja la inflamación de la próstata, mejora los adenomas y corrige las enuresis nocturnas, no solamente las de los niños sino las de los adultos.

Mejoran la visión, refuerzan las defensas, facilitan la digestión y tienen un buen efecto rejuvenecedor general y en especial en los órganos reproductores.

Receta básica:

Se pueden añadir peladas a los cereales, ensaladas, sopas, con requesón, yogur. También se puede añadir al pan casero.

PIPAS DE GIRASOL

Cultivo:

Planta herbácea de gran tamaño y tallo recto, que se cultiva como planta oleaginosa y forrajera en todo el mundo, aunque originariamente es de Estados Unidos. La parte inferior del tallo se cubre de grandes hojas y posteriormente se forma en su extremo una cabezuela compuesta de lígulas amarillas y de flores tubulares de color marrón.

La flor del girasol ya era venerada por los peruanos y la cuidaban como a un dios, hasta el punto que decoraban sus templos con girasoles elaborados con oro puro.

Si queremos cultivarlas necesitaremos un poco de terreno o unas macetas grandes y las sembraremos en el mes de abril. Se mantienen con un buen abono hasta que tengan una altura de 8 cm Se plantan en un lugar soleado, cálido y cuando crezca hay que ponerles tutores. Cuando las semillas están maduras hay que quitarle la cabeza y obtener las pipas frotando suavemente con la mano. De cada planta podremos obtener medio kilo de semillas.

Composición:

Las semillas contienen básicamente aceite rico en ácidos grasos insaturados (linoleico y oleico) y saturados (un 4%), como el palmítico y aráquico.

Contiene abundancia de proteínas, hierro, fósforo, calcio, potasio, magnesio y zinc, así como vitamina E, F, D y algunas del grupo B. Contiene fibra y pectina.

Propiedades:

Es un complemento alimenticio que tiene una acción favorable en el colesterol, la esclerosis y la arteriosclerosis, así como para favorecer el crecimiento infantil. Su aceite se emplea abundantemente también en cosmética y en farmacia para hacer emplastes y ungüentos.

Se puede elaborar un jabón que se utilizará para dar masajes en las articulaciones afectadas por el reuma.

Se emplea en la esclerosis múltiple, las encías sangrantes, el asma y para mantener una piel sana. Podemos utilizarla en las fiebres intermitentes, la tosferina, la anemia, la artritis reumatoide y para mejorar la visión nocturna.

Receta básica:

Pueden añadirse a cualquier plato enteras o molidas, aunque para ello hay que tostarlas. Una vez que hemos sacado su harina podemos hacer un sabroso pan.

PLÁTANO

Cultivo:

Sus orígenes se centran en China y oriente Medio, aunque los primeros que hablaron de sus virtudes fueron los soldados de Alejandro Magno, en los años 327 a. d. C.

La variedad que nosotros comemos es la canaria, fruto de un árbol que alcanza hasta 5 metros de altura. Carece de tronco propiamente dicho y las matas enraizan con otras raíces secundarias, mientras que a partir de la raíz principal emergen los rizomas que darán lugar a otras matas.

Hay que mantenerle con una humedad alta.

El plátano que habitualmente comemos está madurado en cámaras con ácido nítrico, lo que influye indudablemente en su sabor.

Composición:

Proporciona 90 calorías por 100 gramos, 1,1 gr de proteínas, 22,2 gr de carbohidratos, así como 8 mg. de calcio y 26 mg. de fósforo. También hierro, potasio, sodio, vitaminas A y C, B1, B2 y PP. Es rico en fibra y pectinas.

Propiedades:

El plátano maduro se reconoce por tener una cáscara muy amarilla, con numerosas pecas negras, sin trazas del color verde. De la savia de su tronco se extrae un líquido que posee cualidades para neutralizar el veneno de las culebras.

Es adecuado para mejorar la artritis, gota, pequeñas depresiones, estimular el crecimiento, favorecer los trabajos intelectuales, corregir el nerviosismo y ayudar al funcionamiento biliar. Comido al final de las comidas favorece la digestión y se considera un alimento muy adecuado para embarazadas. Neutraliza el exceso de ácido clorhídrico y, por tanto, ayuda a mejorar las úlceras gástricas y se cree que, además, protege a la mucosa gástrica de las agresiones alimentarias. Su contenido en hierro muy asimilable le hace ser un alimento imprescindible en las anemias.

La cáscara de plátano se puede aplicar por su parte interna en las quemaduras pues es antiséptica y cicatrizante.

No se puede tomar en presencia de diabetes, salvo de noche ya que así se evitan las concentraciones altas de glucosa y permite una mejor acción de la insulina. Tampoco es aconsejable cuando hay estreñimiento crónico.

Nunca se debe comer verde ya que puede ser muy tóxico.

Receta básica:

Los plátanos fritos se hacen rebozándolos previamente cortados en tiras en huevo y poniéndolos a freír. Al sacarlos se le puede añadir algo de azúcar.

También se puede hacer un delicioso batido mezclando leche, azúcar y canela con el plátano y batiéndolo unos segundos.

POMELO
Citrus paradisi

Cultivo:
Procedente de Extremo Oriente, es un árbol de hoja perenne de la familia de las rutáceas que se aclimata bien en terreno cálido. Tiene una corteza gruesa, los frutos nacen en racimos y la pulpa aunque jugosa tiene un ligero gusto amargo.

Pertenece a la misma familia de las naranjas y la lima, siendo en realidad un cruce entre la naranja y el limón que se cultiva en América y África del sur.

Composición:
Básicamente contiene agua (un 90%), apenas 40 calorías por 100 gr aunque es bastante rico en vitamina C (70 mg./100 gr) y P. También contiene calcio, fósforo, hierro, vitamina A y potasio.

Propiedades:
Su consumo se popularizó bastante hace algunos años como adelgazante, aunque su sabor amargo provocó su rápida caída. Para solucionarlo los agricultores han sacado una variedad de pulpa rosada algo más dulce que se debe tomar antes de las comidas para disminuir el apetito.

Se le reconocen propiedades diuréticas, antitóxicas y depurativas, además de ser un estimulante digestivo y favorecer las funciones hepáticas. Las flores del pomelo, difíciles de encontrar, bajan la fiebre.

Estimula las glándulas suprarrenales y es antihemorrágico. Limpia el sistema digestivo y urinario, ayuda a eliminar grasas corporales, mejora el sistema respiratorio, equilibra el sistema nervioso y alivia los resfriados. Puede emplearse como hipnótico a la hora de dormir o como estimulante por el día.

Otros usos:
Las pepitas y la piel bajan el colesterol, eliminan parásitos intestinales, mantienen la piel sana y localmente mejora el acné. Se le han encontrado acciones antidepresivas, bactericidas, estimulantes del sistema linfático y antitóxicas. Favorece el crecimiento del cabello, regula el sistema nervioso en las afecciones maníaco-depresivas y alivia el dolor de cabeza.

Receta básica:
Podemos hacer un postre dulce recortando la tapa superior y sacando la pulpa con una cuchara para vaciarlo. Se baten aparte plátanos, naranjas y azúcar, mezclando todo con el zumo del pomelo y poniéndolo en el frigorífico durante cuatro horas, junto con las cáscaras vacías de los pomelos. Se saca la crema, se bate en la trituradora y se mezcla con clara de huevo a punto de nieve, rellenando con la mezcla las cáscaras de los pomelos y poniéndolo de nuevo en el congelador durante tres horas.
Se pueden comer sus gajos añadiéndoles un poco de bicarbonato, azúcar o miel para neutralizar su acidez.

PUERROS

Cultivo:
Pertenece a la familia de las Liliáceas y se cultiva en toda España. Es una hortaliza que tiene un olor parecido a la cebolla, de flores esféricas, grandes y compactas, que se yerguen sobre las hojas. Está provista de diversas brácteas compactas reunidas en un solo tallo.

Composición:
Vitamina C, 57 calorías, 1,8 de proteínas, 14,2 de carbohidratos, calcio, fósforo, hierro, vitaminas C y B. Azufre.

Propiedades:
Son muy diuréticos. También son famosas sus propiedades para mejorar las afecciones de las vías respiratorias, especialmente los catarros invernales. Mejora la digestión, purifica la sangre y ayuda a eliminar las enfermedades de la piel. Aumenta la capacidad pulmonar.
Su caldo mejora las enfermedades febriles, las infecciones intestinales y mejora las enfermedades de las vías urinarias.

Receta básica:
Se preparan quitándoles la parte verde, las raíces y la primera hoja con el fin de detectar posibles gusanos de su interior. Se hierven en agua salada en grupos de cinco durante 5 minutos, se pasan por huevo batido y se fríen en aceite, espolvoreándolos con perejil al sacarlos.

RÁBANOS

Cultivo:
Es una planta herbácea anual de raíz ensanchada en un bulbo de forma esférica y tallo ramificado. Sus flores son blancas y se agrupan en los extremos de los tallos. El fruto es una silicua que encierra sus oscuras semillas.
Se cultiva desde hace cientos de años en China, Japón, Grecia y Europa, existiendo ya muchas variedades.
La raíz que acumula en sí todas las sustancias nutritivas de la planta, es grande y granulosa, de piel blanca o estriada con tonalidades violetas. Su pulpa es sosa, zumosa, ligeramente picante. Si se recolecta muy desarrollada se endurece tanto que se hace incomestible.

Composición:

Son muy ricos en hierro y carotenos.

También vitamina C, B, sustancias antisépticas y tioglucósidos.

Propiedades:

Estimula el apetito y los procesos digestivos. Favorecen el bronceado y mejoran las enfermedades de la boca. Baja la fiebre, mejora las infecciones intestinales y evitan la formación de cálculos renales.

Su efecto depurativo le hace eficaz en las enfermedades de la piel y también mejora las anemias y la debilidad de los niños. Se le atribuyen propiedades para mejorar la tosferina y la tos pertinaz.

Se le han encontrado efectos positivos en el tratamiento de la ictericia y la insuficiencia biliar. Acelera los procesos metabólicos.

Receta básica:

El rábano se consume rallado o cortado en rodajas con mantequilla y pan, aunque también en forma de jugo.

RAMBUTAN

Nephelium lappaceum

Se parece a un erizo de mar y posee el tamaño de una ciruela recubierta de una piel roja. Procede del sureste asiático, es de sabor agridulce y refrescante.

REMOLACHA

Composición:

Es rica en azúcar, hierro, vitamina B-12 y carotenos. Tiene un glucósido llamado betaína.

El pigmento rojo es un antociano que incluso tiñe la orina.

Propiedades:
Es un alimento muy energético, aunque sus mejores propiedades la tiene cuando se ingiere cruda. Si la cocemos se hará con la cáscara y se pelará posteriormente.
Es adecuada, además, para tratar el colon irritable, las hepatopatías y para mejorar el bronceado.
Hay que tener precaución con su jugo ya que mancha mucho.
El jugo fresco parece ser que tiene buenos efectos en la regeneración del parénquima hepático. Mejora la captación celular de oxígeno y activa la respiración celular.

Receta básica:
Se cuecen con su piel durante tres horas, se pelan y cortadas en rodajas se ponen a macerar durante dos horas en vinagre. Se escurren, se les añaden aceite, pimienta y sal y quizás algo de mostaza.
Una crema deliciosa se prepara con la remolacha cocida y manzana rallada, incorporadas a una cacerola con aceite en el que se ha añadido un poco de harina. Se mezcla con crema de leche, sal, vinagre y se pone a hervir lentamente durante cinco minutos.

QUESO

Al igual que ocurre con la leche, al queso se le suele considerar un producto "natural" y muy saludable, lo que no es cierto al menos en el apartado de "natural". Hay que tener en cuenta que la materia prima, la leche, procede de un mamífero, y que, además, se le somete al un proceso de fabricación y manipulación industrial o artesanal (tanto da...) que le aleja ya demasiado del concepto de alimento natural. No obstante, ello no excluye que le tengamos en cuenta como alimento saludable, que lo es, como también ocurre con el pescado azul o los moluscos.

Existen al menos 400 variedades de quesos reconocidas, casi todas comercializadas, y la mayoría se elaboran de forma similar y todas consiguen detener el proceso de deterioro de la leche fresca.

Primero se coagula le leche añadiéndole cuajo o ácido láctico, lo que consigue conservar todas las proteínas, grasas y vitaminas. El resto del líquido, el suero, se separa. Se prensa la cuajada (en ese momento se le puede añadir sal) si queremos hacer quesos duros y se coloca en cámaras frescas para que madure. A partir de este momento se produce una fermentación bacteriana que le da el sabor característico y si son mohos lo que desarrolla se producen los quesos azules.

Contenido de un queso estándar:

Son alimentos concentrados altamente nutritivos y energéticos, conservando así todas las buenas propiedades de la leche, además de una mejor digestibilidad. Si se elaboran con leche entera tienen entre un 30 y un 70% de grasa (la mayoría saturada) y gran cantidad de calcio, fósforo y vitamina A. También conservan la proteína inicial, la caseína, la cual es muy completa en aminoácidos esenciales.

El queso manchego contiene zinc, vitaminas A, D y B12, calcio, fósforo, ácido fólico, 25 gramos de proteínas en 100 gramos. Se elabora con leche de oveja mediante su filtrado, coagulación, desuerado de la cuajada, moldeado, salazón, fermentación y maduración durante 60 días.

¿Saludables?

Indudablemente son un alimento muy completo en nutrientes y salvo los azules o los muy grasos, se digieren con facilidad. Al tratarse de un alimento concentrado hay que tomarlo lentamente, masticarlo bien, y mezclarlo con otros alimentos que no sean grasos, como el pan o las verduras. De hacerlo así, conseguiremos una alimentación muy equilibrada y saludable.
Propiedades terapéuticas no posee, aunque sea recomendable tomarlo en casos de raquitismo, desnutrición o anemias.

SALMÓN

No es frecuente encontrar cualidades terapéuticas en alimentos que no salgan de la tierra, y por ello el que ahora analizamos es ciertamente significativo. La importancia de los pescados "azules", tanto de agua dulce como salada, en la alimentación humana está ya fuera de toda duda, aunque todavía son desconocidas sus propiedades para curar ciertas enfermedades. El descubrimiento de los ácidos grasos esenciales en la salud fue el detonante que obligó a los investigadores a analizar seriamente su papel como elementos terapéuticos.

Composición:
Contiene yodo, fósforo, calcio, vitaminas A, B y D, así como una cantidad significativa de EPA (ácido Eicosapentaenóico), un derivado del ácido alfa-linoleico, el cual es un precursor de las prostaglandinas de la serie 3.
Contiene también calcitonina, un elemento que se emplea abundantemente en medicina para el tratamiento de la osteororosis.

Propiedades:

Regula la agregabilidad plaquetaria y, por tanto, disminuye el riesgo de trombosis, arteriosclerosis e infartos. Es beneficioso en situaciones de estrés, alteraciones hepáticas, diabetes, exceso de colesterol y envejecimiento prematuro.

Receta básica:
Se puede preparar asado a la parrilla y servido con patatas, hervido y servido frío con huevos duros, lechuga, filetes de anchoa y mayonesa, cocido en vino blanco y hierbas aromáticas. También con una guarnición de mantequilla, huevos duros y cangrejos, así como asado, con patatas hervidas y algo de salsa.

SANDÍA

Cultivo:
Se cuenta que era un fruto muy consumido por los hebreos errantes y por eso las primeras plantaciones se centran en el valle del Nilo extendiéndose luego de Europa a América.

La planta es una mata que se puede extender hasta 3 metros de longitud rastreramente a través de unos surcos. Tiene unas hojas grandes de color amarillo verdoso y cada planta puede dar hasta 5 frutos grandes de un peso de hasta 8 kilos, aunque se conocen variedades que alcanzan los 20 kilos.

El fruto alcanza su madurez óptima cuando la pulpa está de color rojo intenso y sus semillas son negras.

La siembra se hace en la estación templada y se colocan tres semillas en cada hueco y una vez que se han desarrollado se eliminan todas menos una. Debemos eliminar también las malas hierbas y se recogen los frutos cuando están totalmente maduros, el cual se reconoce por el color verde uniforme de la cáscara. Hay quien le da un golpe con el dedo índice y si suena seco, es que está madura.

Composición:

Contiene esencialmente agua, hasta un 93% de su peso total, lo que la hace poco nutritiva. Es rica en azúcares y minerales y carotenos.

Propiedades:

Se le reconocen efectos como refrescante y diurética. Por su bajo contenido calórico es muy adecuada para dietas de adelgazamiento e incluso puede ser comida por diabéticos o enfermos del corazón. Calma la sed de los enfermos con fiebre, neutraliza los gases intestinales, las bronquitis crónicas y mejora las anemias. Se le reconocen propiedades depurativas tomadas a media mañana y favorece el bronceado.

Se le atribuyen propiedades beneficiosas en la salud en general por su efecto catalizador y de manera particular en las anemias.

Con sus pepitas se trata de manera eficaz las prostatitis.

Receta básica:

Como alimento o bebida refrescante resulta muy adecuada mezclada con menta.

Un batido especialmente sabroso se realiza mezclando fresas con la pulpa de la sandía y añadiendo nata batida con miel. Se mezcla todo y se sirve espolvoreándolo con polen pulverizado.

También se puede hacer un helado haciendo un almíbar con azúcar, agua y vainilla, poniéndolo a hervir durante dos minutos. Se mezcla con la pulpa de la sandía a la que hemos quitado las pepitas, se pasa por la batidora y se mete en el congelador.

SÉSAMO

Cultivo:

Se trata de una planta oleaginosa de la familia de las Pedaliáceas, originaria de las Indias Orientales y cultivada de diferentes formas en las regiones tropicales y subtropicales. La encontramos abundantemente en la India, China, Japón, África, América del Norte y Sur, así como en Turquía.

Las semillas son ovoides, de unos 3,5 cm de longitud y 1 mm. de grosor. De color amarillo pardo, contienen un periespermo delgado que alberga un endospermo estrecho y un embrión.

Hay que plantarlas en un suelo ligero, arenoso y algo húmedo. Llega a alcanzar 90 cm y tiene un tallo brillante, hojas variadas y flores rosas que florecen entre Julio y septiembre. Las semillas se forman en las vainas que al madurar se rompen y hay que recogerlas antes de que caigan al suelo.

Composición:

Esencialmente su composición es grasa, esencialmente a base de ácidos linoleico, oleico, palmítico y esteárico.

También contiene fitosterina, sesamina, lecitina y fosfatos. Casi el 85% de estas grasas que contiene lo son como ácidos grasos esenciales, insaturadas. Hay vitaminas del grupo B, E y C, así como magnesio, calcio y fósforo.

Propiedades:

Se usa abundantemente para el tratamiento corrector del estreñimiento y en este sentido hay que decir que es mucho más adecuado que el tomar salvado. No provoca una aceleración del peristaltismo intestinal, por tanto, no hay pérdida de nutrientes, y contribuye a evitar que las heces se endurezcan y puedan deslizarse eficazmente por el colon.

También posee propiedades para favorecer la memoria y las facultades intelectuales a causa de su riqueza en fosfolípidos, es tónico y energético y controla las fiebres altas.

Reduce los niveles altos de colesterol y mejora la arteriosclerosis.

Receta básica:
Puede tomarse directamente tal y como se vende en los comercios de dietética, solamente con un vaso de agua o espolvorear las semillas sobre platos ya preparados.

Con las semillas machacadas podemos hacer una saludable horchata, la cual podemos emplear diluida con agua en las enfermedades febriles.

Con las semillas de sésamo se elabora el gomasio, un alimento muy popular en la dieta de los macrobióticos. Lo podemos preparar en casa de la siguiente manera: se ponen las semillas en una sartén y se fríen ligeramente con un poco de aceite, removiéndolas continuamente para evitar que se peguen y se abran. Luego se quita el sésamo, se tuesta un poco de sal marina en ese aceite y se extrae ya tostada para mezclarla con las semillas y molerlo todo junto. Se guarda todo en un frasco de vidrio herméticamente cerrado y se toman dos cucharaditas diarias de ello.

SETAS

Cultivo:
Lo más razonable es comprarlas en los mercados debidamente envasadas, dejando el cogerlas del campo o cultivarlas para los expertos.

La variedad más utilizada es el "níscalo" o "rovelló" y se presenta en el mercado debidamente tratadas para su consumo.

Composición:
Prótidos 3 gr/100

Receta básica:

Si no se van a consumir en el mismo día conviene darlas un hervor en agua con limón y guardarlas ya en lugar fresco. Después no hay que quitarlas la piel y es mejor lavarlas debajo del grifo y secarlas poniéndolas boca abajo. Se las unta en aceite, sal y pimienta y se asan a la parrilla a fuego moderado durante 15 minutos. Después se prepara una salsa a base de perejil, mantequilla, ajo y quizás cebolla picada, con algo de zumo de limón, calentándolo al baño María y poniéndolo encima de las setas en el momento de servirlas.

SOJA

Cultivo:

Esta leguminosa ha alcanzado últimamente un gran prestigio ya que además de sus extraordinarias cualidades nutritivas es tan fácil de preparar como las lentejas, aunque son más fáciles de digerir. Además de ella se extrae un aceite muy apreciado en América y algo menos en Europa y si la ponemos a germinar nos dará unos brotes ricos al paladar y de fácil preparación.

Procedente de Asia fue utilizada durante muchos años solamente como alimento para el ganado, aunque gracias a los monjes taoístas, vegetarianos estrictos, se difundió como sustituto de la carne, especialmente con el nombre de "tofu", variedad que se consume hoy día.

Su cultivo no requiere abonos y al fijar en la tierra el nitrógeno del aire es una legumbre ideal para enriquecer tierras. Crece en apenas cien días y se adapta bien a la mayoría de los terrenos, aunque requiere un clima cálido.

La planta es de cultivo anual, de tallo erguido velloso, con flores blancas o violáceas y el fruto es una vaina que encierra semillas de diversos colores. Se emplea la semilla que se recoge mecánicamente cuando está madura y se trilla por procedimientos mecánicos, lo mismo que el sacado y la limpieza.

Composición:
Contiene un 35% de su peso en proteínas de un alto valor biológico, ácido linoleico, apenas un 4,5% de grasas de las cuales la mayoría son insaturadas, 25% de hidratos de carbono, vitaminas A, B y E, así como minerales. De su aceite se extrae la lecitina.

Las **semillas** contienen isoflavonas, especialmente Daidzeína (53%) y Genisteína (18%).

Propiedades:
La mejor manera de consumirla es germinada, ya que así se duplican sus nutrientes, aunque también aumentan las purinas. Cocida aporta elementos nutritivos de primera calidad y puede ser consumida por la mayoría de las personas, incluidos los que padezcan cifras altas de colesterol.

El Tofu, o queso de soja, es el resultado de cuajar la leche de soja, el cual proporciona una gran digestibilidad, muy pocas calorías y alto porcentaje de proteínas asimilables. Su producto base, la leche de soja, está muy indicado en personas alérgicas a la leche, la lactosa o que necesitan dietas bajas en grasas.

El Miso, líquido conocido como "Salsa de soja" que se prepara mediante la fermentación de soja molida y granos de trigo, genera una gran cantidad de aminoácidos esenciales, además de lecitina y cibicolina. Se le han encontrado propiedades contra las radiaciones y para alcalinizar la sangre. Su gran cantidad de microorganismos, lactobacilos esencialmente, hace que favorezca la digestión de los alimentos, especialmente las legumbres.

Otro producto muy popular, la carne de soja, obtenido mediante presión extrema de la masa de soja, es rico en proteínas de alta calidad, no tiene olor ni sabor pudiéndose, lo que permite a la industria incorporarle el sabor que se precise, siempre a partir de hierbas. Tiene bajo precio y es muy digestivo.

Las semillas se emplean, por su contenido estrogénico, en los síntomas post-menopáusicos y la osteoporosis, existiendo estudios que demuestran un efecto benéficos en los afecciones tumorales hormonodependientes.

Receta básica:

Hay dos maneras esenciales: en ensalada como brotes y cocida. La manera de preparar los brotes es sencilla: se ponen en un poco de agua durante unas cuatro horas y a continuación se escurren bien. Después se ponen en otro plato, se tapa bien para que no le dé la luz y se sitúan en un lugar bien caliente, preferiblemente donde dé el sol. Día a día veremos como salen los brotes y cuando tengan una longitud de tres o cuatro centímetros es el momento de retirarlos, lavarlos y hacer con ellos una ensalada de aceite, vinagre y sal sencilla.

La otra manera de cocinarla es como las lentejas, con patatas y legumbres. Para ello se pone previamente en el agua fría, en una proporción de dos veces de agua por una de soja y se cuece a fuego lento una hora.

Si queremos preparar un delicioso plato con los brotes de soja calentaremos aceite en una sartén y añadiremos los brotes, más pimientos verdes, dejándolos freír a fuego fuerte durante cinco minutos. Se puede incorporar un vino seco, salsa de soja y alguna especia.

Para hacer leche de soja en casa se ponen a remojo una taza de semillas junto con tres tazas de agua, durante 48 horas. Se escurren y se muelen. Se añaden 6 tazas de agua caliente y se pone a hervir durante 30 minutos. Se cuela y se añade una pizca de sal y una cucharita de miel.

TAMARINDO

Cultivo:
Se trata de un árbol de casi 20 metros de altura, procedente de Asia, pero que se encuentra ahora en la mayoría de las regiones del trópico. Tiene un aspecto majestuoso, con muchas hojas y proporciona un fruto en forma de vaina curva de color pardo. Tiene la piel frágil, aunque gruesa y su pulpa llena de filamentos es de color rojo o negra. Su sabor es ligeramente ácido.
Pertenece a la familia de las Leguminosas

Composición:
Vitamina C, ácidos tartárico, cítrico, málico y acético. Bitartrato de potasio.

Propiedades:
Se emplea como medicinal en casos de estreñimiento, infecciones intestinales y para bajar la fiebre. Sus hojas en infusión son astringentes y por ello se emplean en las afecciones bucales y en inflamaciones superficiales de la piel.
Es refrescante.

Receta básica:
Se emplea básicamente como refresco en algunos países tropicales. Se prepara cociendo los frutos adecuadamente limpios y pelados con poca agua y mucho azúcar, evitando que la crema se pegue. Una vez cocida y fría se ponen en vasos que contengan zumo de naranja, sirviéndolo frío, como un refresco.

TOMATES

Cultivo:
El terreno debe ser rico en humus, estiércol o abono, así como algún fertilizante; todo ello antes de plantar.

Desde que sembramos hasta que se trasplanta deben pasar al menos 40 días. El semillero debe estar protegido por cristaleras o plástico y las plantas hay que recogerlas con el cepellón. La distancia entre las líneas deben ser de 1 metro y la separación entre plantas de 0,5 m.

Se regarán antes del trasplante y cuando los brotes hallan alcanzado los 5 cm de longitud se deben cortar y podar la yema terminal para que no desarrolle más hojas. Necesitan dos o tres meses para madurar.

La recolección se hace cuando están a medio colorearse si son para cocinar y rojos si son para ensalada.

También es muy popular el cultivar tomates en recipientes o en sacos de turba, siendo muy útil para patios o terrazas.

Composición:
Vitaminas A, B y C. Potasio, calcio, fósforo.

Propiedades:
Es diurético suave, mejora las anemias y antiguamente se empleaba para tratar la difteria. Posee efectos depurativos, laxantes y mejora las enfermedades hepáticas, gástricas y pancreáticas. Tonifica el sistema nervioso, favorece el sueño y parece ser que ayuda a controlar las úlceras duodenales.

Externamente tiene efectos para el tratamiento de las hemorroides, las úlceras y las llagas.

Receta básica:

Para comerlos en crudo es mejor dejarlos un par de horas antes en el frigorífico.

Si queremos hacerlos rellenos hay que buscar que tengan un tamaño similar, en su maduración óptima, y cortarlos por la parte superior. Se vacían y se pone un poco de sal por dentro, metiéndolos después en la nevera boca abajo durante 15 minutos para que suelten el agua. El relleno puede ser a partir de guisantes cocidos y zumo de limón, ensaladilla rusa, así como atún, sardinas y pepinillos.

También podemos preparar una crema fría triturando en la batidora un kilo de tomates previamente pelados, junto con algo de ajo. Se cuela la crema, se añade nata sin azúcar, pepino y pimiento verde, así como sal y pimienta. Se mezcla todo y se ponen unas gotas de zumo de limón.

Mezclado con pan integral es muy sabroso y parece ser que mejora las úlceras internas.

TRIGO

Cultivo:

Planta anual perteneciente a la familia de las Gramíneas. De sus semillas se extrae un almidón muy utilizado.

Desarrollado a partir de variedades silvestres, la fabricación del pan con levadura data del año 3000 a. d. C en el Egipto de los faraones.

Desde entonces su consumo fue haciéndose cada día más popular, especialmente cuando se empezó a moler mediante rodillos de acero. Sin embargo, esta maquinaria dejaba pasar el germen entero y el colado posterior eliminaba también el salvado, con lo cual quedaba una harina blanca de poco valor nutritivo. En la actualidad todavía hay artesanos que utilizan piedras para moler los granos y consiguen una harina integral y con un salvado bastante pulverizado y, por tanto, asimilable por el hombre.

Composición:
El trigo integral, con su germen incluido, es uno de los alimentos más completos que existen, ya que posee todas las vitaminas del grupo B, minerales, oligoelementos y aminoácidos, además de ácidos grasos esenciales.

El salvado está compuesto todavía por hidratos de carbono (70%), proteínas (15%), grasas (3%) y vitaminas del grupo B, además de colina, inositol, vitamina E, hierro y zinc. También posee aminoácidos como la lisina y una cantidad apreciable de grasas insaturadas. Estas características están solamente en el salvado integral y no en el salvado comúnmente comercializado.

El germen constituye por sí mismo un alimento completo ya que contiene entre un 30 y un 40% de proteínas de alto valor biológico, 40% de carbohidratos, 10% de grasas a base de ácido linolénico y ácido linoléico, gran cantidad de vitamina E.

Propiedades:
Es laxante, energético y bien tolerado por estómagos sensibles.

El salvado no es un elemento adecuado para ser incorporado a la dieta y si es necesario que tomemos fibra hay que hacerlo de forma natural, esto es, presente en los alimentos integrales, en las verduras o las legumbres. La toma continuada de este salvado refinado produce un aumento del tránsito intestinal que perjudica la absorción de los nutrientes, por lo que no solamente no se curará el estreñimiento, sino que añadiremos en poco tiempo enfermedades carenciales.

El germen de trigo, que puede adquirirse en cualquier tienda de productos naturales, tiene propiedades curativas en cualquier estado carencial de proteínas, bien sea por déficit nutricional o por un aumento de las demandas como ocurre en el embarazo o deportistas. También es adecuado como complemento después de operaciones o enfermedades debilitantes, así como para mejorar la cicatrización de las úlceras. Mejora la fertilidad tanto en hombres como en mujeres.

Receta básica:
La papilla de trigo es un remedio tradicional, quizás algo olvidado en la actualidad. Se preparan con leche, mantequilla y azúcar cuando queramos que sea dulce. Si elegimos que sea una crema salada la haremos con caldo vegetal, queso rallado, aceite y cebolla.

UVAS

Cultivo:
Hay que elegir un sitio protegido, que le dé el sol y mejor orientado al sur. Hay que procurar que el suelo drene bien el agua y ligeramente alcalino. Se siembra al terminar el verano empleando el sarmiento, enterrando las raíces a 13 cm de profundidad y afirmando el suelo.
La poda anual solamente se hará cuando la viña está vegetativa, evitando que sangre y pierda savia.
 Si no da muchas hojas se puede abonar en verano y regar hasta que la uva engorde. Se pueden cortar las uvas que no dan semillas y las que crezcan de forma extraña. Cuando las podemos hay que procurar no tocarlas con los dedos para que no pierdan el polvillo que las recubre. Admiten el almacenaje durante dos semanas en lugar fresco y oscuro.

Composición:

Ácidos tartárico y málico, glucosa, levulosa, taninos, fósforo, yodo y arsénico.

No contiene grasas. También pectinas, glucósidos flavónicos, pigmento, vitaminas A, B y C.

Propiedades:

Tiene acciones beneficiosas como diurética, depurativa, mejorando las funciones del hígado y los riñones. Son laxantes, aunque para ello hay que comerlas con la piel y sus pepitas son ricas en un aceite esencial con propiedades para regular el colesterol, la arteriosclerosis y las enfermedades coronarias. También es útil en la albuminuria, la insuficiencia hepática, la gota y las enfermedades de piel.

La cura de uvas, consistente en comer solamente uvas durante todo el día, es un buen sistema para bajar de peso y depurarse, especialmente recomendado en las enfermedades febriles debilitantes. Esta cura tiene efectos rejuvenecedores en la piel.

Las uvas pasas poseen aumentadas todas las propiedades de las uvas ya que, además, se comen con la piel y las pepitas, por lo que son mucho más aconsejables. No obstante, dado que son un alimento muy concentrado no hay que abusar de ellas. Su efecto laxante es más acusado.

Receta básica:

La mejor manera de consumirla es entera, con cáscara y pepitas, aunque si se prefiere podemos emplear el zumo -mosto- el cual deberemos hacerlo en casa ya que el comercializado puede contener algo de alcohol.

Al igual que con otras frutas también las podemos caramelizar y para ello se cogen racimos pequeños, de tres o cuatro uvas, y se les sumerge en el jarabe de azúcar y agua caliente. Se escurren y se ponen en un lugar lleno de aceite. Cuando se enfríen cortaremos las ramitas y ya están listas para comer.

Para preparaciones caseras hay que emplear uvas de Corinto o California que no tienen pepitas.

Aceite de pepitas:
Mención especial es el aceite que se extrae de las pepitas, esas diminutas semillas que casi todo el mundo tira y hasta le molesta encontrarlas. Pero mediante un sistema de extracción en frío se consigue elaborar un aceite para uso directo, no es adecuado para cocinar, que aporta una gran variedad de sustancias esenciales. Contiene al menos un 57% de ácidos grasos esenciales, la mayor proporción de todos los aceites vegetales, al mismo tiempo que aporta cantidades significativas de vitamina E, provitamina A, provitamina D y lecitina.
Tomado en ayunas reduce las tasas de colesterol, mejora la tersura de la piel, ayuda a controlar la obesidad y mejora las funciones biliares.

Uva negra:
Su pigmento procede de las antocianidinas y a los cuales se le atribuyen propiedades para estimular la circulación venosa y mejorar la oxigenación cerebral. También contiene flavonoides, vitamina C y Resveratrol que posee propiedades contra el cáncer.
La uva negra es reconstituyente, laxante, diurética, mejora el hígado y las hemorroides, alcaliniza la sangre y estimula las defensas orgánicas.

VAINILLA

Cultivo:
Planta originaria de Méjico y India Oriental, dotada de un exquisito aroma y sabor. En sí es una orquídea que pertenece a

la familia de las Aretusáceas y que tiene gruesas raíces aéreas que se pegan a los árboles. Es, por tanto, una especie parásita que se va ensanchando y proporciona unas flores ovales de corto peciolo, las cuales dan vida a los frutos en forma de baya alargada.

Composición:
Contiene sustancias grasas, ceras, azúcar, resina y vainillina.

Propiedades:
No se conocen.

Receta básica:
Se emplea para dar sabor y profundo aroma a postres, flanes, batidos y bebidas.

VERDOLAGA

Cultivo:
La podemos encontrar de forma silvestre por los prados en lugares soleados, aunque también se desarrolla sin grandes cuidados en jardines y macetas.
Se trata de una planta anual, de hasta 30 cm de altura, aunque lo normal es encontrarla también rastrera. Sus tallos están ramificados desde la base, tienen color rojizo y da hojas carnosas, de color verde oscuro y con un grato sabor suave y dulce.

Composición:
Básicamente es muy rica en vitamina C. También ácidos grasos Omega-3 y vitamina E.

Propiedades:

Siempre que exista un déficit de vitamina C, como puede ser en las enfermedades invernales, las hemorragias, el escorbuto, o las alteraciones del colágeno.

Receta básica:

La mejor manera es cruda, en forma de ensalada, aliñada simplemente con aceite, vinagre y sal. Tiene un sabor exquisito y solamente el hecho de que crezca abundantemente por los campos hace que no sea apreciada por el consumidor.

Si se prefiere, se pueden conservar en vino, vinagre y sal, para poder tomarlas luego en los meses de invierno.

YOGUR

Uno de los primeros alimentos fermentados que se introdujeron masivamente en la alimentación mundial y que sigue gozando de la misma popularidad y aceptación. Mediante la acción de los bacilos Streptococcus termophilus y lactobacillus bulgaris se desdoblan los carbohidratos de la leche y se produce principalmente ácido láctico, lo que evita que nuestro aparato digestivo tenga que realizar esta acción. Hasta la edad de los cuatro años esta misión puede ser realizada perfectamente por el estómago pero a partir de ahí y de manera especial después de los diez años, la capacidad para digerir la leche disminuye drásticamente, lo que explica que la mayoría de los adultos no puedan tolerarla sin mezclar.

Propiedades:

Dejando bien claro que la leche es un alimento para los niños, especialmente para los bebés, y que el adulto no tiene necesidad de consumirla, la incorporación de alimentos fermentados como es el yogur o el kéfir, hace que podamos aprovechar sus cualidades nutritivas y no tengamos que soportar sus inconvenientes.

Tomar yogur después de las comidas mejora la digestión de los cereales, de los productos que puedan contener calcio o leche y disminuye o al menos impide el desarrollo de bacterias patógenas como los clostridios o Escherischia coli. También impide el desarrollo del cáncer de colon y protege de infecciones urinarias.

No obstante, el consumo continuado ocasiona y desplazamiento de la flora intestinal autóctona, privando al intestino de unos elementos que hasta entonces estaban perfectamente integrados y que trabajaban en simbiosis. Estos bacilos procedentes del exterior terminan por adueñarse del terreno, de los nutrientes y hasta del oxígeno, ocasionando a medio plazo nuevas enfermedades.

ZANAHORIA
Daucus carota
Cultivo:
Esta umbelífera necesita un terreno profundo, el cual debe escarbarse, pero no abonarse, añadiendo solamente algo de cal. Se siembra en una estación templada, en surcos de 1 cm de profundidad y separadas 25 cm Cuando asoman los retoños hay que regar y un poco más tarde se hace el clareo, preferentemente de noche para evitar la llegada de insectos. Se riega después, se entierran las plantas arrancadas y se eliminan las malas hierbas.

La recolección es durante todo el año arrancando las más jóvenes, evitando que permanezcan demasiado tiempo en la tierra, al mismo tiempo que se quitan las hojas. Se almacenan en recipientes de plástico.

Composición:
Vitaminas A, B y C.
Contiene un 87% de agua, 029% de materia nitrogenada, 6% de azúcares, algo de fibra y cenizas, así como fósforo, potasio y calcio. También hormonas vegetales como la sitosterina y estigmasterina, lecitina, glutamina, ácido málico y malato potásico. Se encuentran en cantidades significativas asparragina, inosina, manitol, diastasas y carotenos.

Propiedades:
Es un remedio extraordinariamente eficaz en las diarreas, incluso utilizando su zumo al que podemos añadir unas gotas de limón.
Neutraliza la acidez estomacal, facilita la cicatrización de las úlceras gástricas, ayuda a eliminar el ácido úrico y mejora las hepatopatías. Es tónica, estimula el crecimiento del cabello, disminuye la excesiva acidez estomacal, favorece el bronceado y alivia las bronquitis.
Externamente se emplea para calmar el dolor en las quemaduras, debiendo emplearse cruda, rallada y en cantidad abundante.
Puede emplearse localmente en las durezas de la piel como los callos, los ojos de gallo, las verrugas, en las espinillas compactas, el acné vulgar y la ictiosis.

Otros usos:
El jugo ayuda a combatir el estrés y la fatiga, mientras que la zanahoria seca es eficaz en las infecciones, el dolor de cabeza y para los dolores articulares. Tomada diariamente regula el ciclo menstrual, los problemas cutáneos y a limpiar el cuerpo de impurezas.

Receta básica:

Es conveniente emplear zanahorias sin pelar, ya que en la cáscara se encuentran la mayor cantidad de sus vitaminas, pero es necesario rallarlas un poco y lavarlas para quitar la tierra que suelen tener. Crudas son mucho más dulces que cocidas y se pueden tomar sin más mezclas. También es habitual comerlas en ensalada mezcladas con lechuga, apio, perejil y remolacha, solamente sazonadas con aceite, sal y vinagre.

Cocidas se prepara previamente una salsa con aceite, cebolla frita y harina, y se pone todo a cocer a fuego lento durante diez minutos con algo de sal y hierbas aromáticas. Después se pueden añadir almendras tostadas, azafrán, cominos y ajo, continuando la cocción durante otros diez minutos.

El puré de patatas con zanahorias también es fácil de preparar y muy bien tolerado gástricamente. Primero se pelan y cortan las patatas y las zanahorias, y se hierven durante diez minutos. En una cacerola con mantequilla derretida se fríe un poco de cebolla, después un poco de harina y algo de orégano. Se añaden las patatas y zanahorias, se hierve a fuego lento durante cinco minutos y se puede añadir un poco de leche si queda espesa.

Capítulo 7

BEBIDAS

Aunque este libro se compone esencialmente de alimentos vegetales, es obligatorio incluir aquellas bebidas que pueden ser igualmente saludables y que tienen propiedades curativas o nutritivas. También se da un repaso a aquellas otras, menos saludables e incluso perjudiciales, pero que dado su alto consumo constituyen un elemento cotidiano en la dieta.

A modo de resumen, debemos considerar que aquellas bebidas que no aportan ningún elemento nutritivo y que, además, son ricas en alcohol no deberían consumirse nunca, mucho menos los niños, ni siquiera mezcladas con agua, gaseosas o alimentos. Las bebidas alcohólicas, tanto las caras como las baratas, siempre son perjudiciales para la salud, aunque se conozcan abuelos que, siendo bebedores empedernidos, lleguen a los 90 años sin grandes problemas. La excepción confirma la regla, pero no constituye la pauta a imitar. Aún más, si su médico le dice que un poco de vino en las comidas o un vaso de licor al día no hace daño, cambie de médico.

VINO

Elaborado a partir del zumo de la uva mediante su fermentación que le da una graduación alcohólica variable, siendo más alta en los dulces, el secreto de su calidad y sabor está básicamente en la conservación. Dicen los expertos que el mejor vino es aquél que tiene 30 años, pero que a partir de entonces envejece y pierde su aroma. Se calcula que un vino terminado de elaborar deberá madurar entre seis y doce meses y entre cinco y diez años será considerado ya un buen vino, el cual se podrá conservar quizás hasta 30 años sin que empiece a perder su aroma y su alcohol, lo que le convertirá en un simple mosto de uva.

¿Saludable o perjudicial?

Si preguntan a un bebedor, incluso a un médico, le dirán que un poco de vino en las comidas es bueno para hacer la digestión, afirmación carente de todo fundamento ya que perjudica la digestión de cualquier alimento especialmente por su contenido alcohólico. Lo que ocurre es que las personas bebedoras utilizan argumentos para justificar su gusto por las bebidas alcohólicas, aunque es un hecho fácil de comprobar que en los hospitales no se receta vino a ningún enfermo. Y si para un enfermo (y para una embarazada y para un niño) todo el mundo está de acuerdo en que es perjudicial para un sano también lo puede ser, si se dan las circunstancias físicas adecuadas.

Una persona que haga un gran trabajo físico diario puede soportar mayor cantidad de vino, de alcohol, al día que una sedentaria, pero ello quiere decir que su organismo está más capacitado para metabolizarlo, no que sea saludable. Ni que decir que aconsejar a una embarazada que un poco de vino no le hace daño (¿a ella o al niño?) es una temeridad, lo mismo que dar vino con gaseosa a los menores de catorce años. El vino, solo o mezclado, sigue conteniendo la misma cantidad de alcohol.

El vino, por tanto, consumido con mucha moderación en personas adultas, con un hígado y estómago sanos y una actividad física diaria, no parece que tenga efectos muy nocivos, aunque menos los tiene el agua. Sin embargo, cualquier persona delicada de salud y con más motivo aquellos que conducen vehículos, máquinas o que tienen alteraciones del comportamiento social, deberán abstenerse de beberlo.

Diferentes tipos de vinos

A modo de resumen rápido, los vinos se clasifican en vinos de mesa o especiales. Los primeros se denominan tinto, blanco, rosado o clarete, mientras que los otros pueden ser especiales, gran reserva, cosecha especial, licorosos, aromáticos (vermouth) o espumosos (Champán). Parece ser que el vino tinto se tolera mejor por los estómagos delicados, mientras que el blanco es algo diurético, diferencia importante de conocer por si queremos elaborar vinos medicinales.

Vinos y comidas

Si hemos decidido consumir vino pero deseamos hacerlo correctamente hay que tener en cuenta que el vino no debe agitarse nunca y que no debe estar turbio. El vino blanco hay que tomarlo frío mientras que el tinto lo haremos a la temperatura ambiente de la casa. El champán se sirve frío, pero nunca a temperatura de congelador, por lo que es mejor utilizar el tradicional cubo de hielo media hora antes de consumirlo.
El vino blanco se utilizará en aperitivos, ostras y mariscos, pescados, quesos y huevos.
El tinto en los asados y aves.
Las sopas y cremas mejor con un Oporto.
Los dulces o espumosos en los postres.

VINAGRE

Originalmente denominado como vino agrio, se trata de una bebida obtenida mediante la fermentación del alcohol y que ahora se emplea más como condimento que como bebida saludable. Suele contener entre un 4 y un 8 por ciento de acidez y es frecuente encontrarlo mezclados con hierbas aromáticas y medicinales. El más recomendable es el de manzana o sidra, aunque también son adecuados los de estragón.

Propiedades medicinales:

Los elaborados artesanalmente empleando el jugo sin tratar o adulterar, poseen propiedades astringentes y desinfectantes para vías urinarias, son antiespasmódicos, ayudan a la absorción y fijación del calcio, aumentan el aprovechamiento de los nutrientes y poseen efectos tónicos.

Un vaso de vinagre de manzana templado con un poco de miel favorece el sueño y calma los catarros y bronquitis. También es adecuada esta bebida para la artrosis, el asma y para disminuir el apetito.

Externamente se puede aplicar para el tratamiento externo de los hongos o candidiasis, incluso vaginales, para aliviar el picor de las picaduras de avispas y en gargarismos para la irritación de garganta.

CHAMPÁN

Parece cierto que la creación del champán se la debemos al monje benedictino Dom Perignon, el cual tenía una bodega de vino en los años 1650. Observando el vino se dio cuenta que después de la primera fermentación venía la segunda, en la que se producía gas. Colocando las botellas en posición horizontal y dándoles una vuelta cada día, todos los posos generados se pegaban al tapón de madera y cáñamo empapados en aceite. Cuando alguien le dijo, otro monje, que el corcho era mucho mejor, consiguió que sus botellas de vino espumoso no estallaran con la fermentación.

Pero la propagación del champán se la debemos a las mujeres, las primeras grandes consumidoras de esta delicada bebida. Fue precisamente la marquesa de Pompadour, favorita de Luis XV, quien hizo una gran propaganda de la bebida diciendo a todos que era un tónico que embellecía el cutis. Otra gran promocionadora fue Nicole Barbe-Ponsardin, hija de un alcalde del imperio de Napoleón. Para empezar, se casó dentro de una bodega y cuando enviudó, con solamente 27 años, se hizo cargo de las bodegas de Reims, popularizó el volteado de las botellas y vivió hasta los 88 años vendiendo su bebida a todo el mundo. Hasta el fin de sus días insistió en que una mujer nunca estaba tan bella como después de beber champán.

Pues este "rey de los vinos" o "vino de los reyes", sigue siendo considerado hoy día como una bebida de lujo, con la que se brinda en todos los acontecimientos sociales que se precien. En los romances, las bodas, los negocios y la muerte del enemigo, se sigue brindando con champán.

El problema es que el champán no es como el vino y requiere ciertas precauciones para conservarlo. Una vez que sale de la bodega (envejece a los tres años), es necesario consumirlo enseguida. Lo mejor es beberlo de noche, en buena compañía, en copa alta de cristal o directamente de la botella como se hace en las competiciones deportivas.

Diferentes tipos

Lo podemos encontrar "seco" con un contenido en azúcar entre 17 y 35 gramos; "Semi-seco" con 33 a 50 gramos de azúcar;

"Rose" con sabor a frutas; "Brut" con apenas 15 gramos de azúcar y "Blanc de blancs" que se hace con una mezcla de uvas blancas y negras. La máxima categoría la tiene el champán de Millesimés el cual es vino de una sola cosecha anual y se guarda en condiciones muy particulares.

¿Aplicaciones terapéuticas?

No hay que quitarle su mérito como afrodisiaco para la mujer, a la cual proporciona también una gran simpatía y locuacidad sin adormecerla. Si se tiene cuidado en no pasarse en la dosis - apenas dos copas espaciadas- para curar frigideces recalcitrantes puede ser una buena solución, mucho más si lo acompañamos con un arroz con leche repleto de canela.

Por lo demás, valen las mismas consideraciones y precauciones que para el vino.

SIDRA

Debería ser la reina de las bebidas de baja graduación alcohólica, pero su consumo se limita a regiones del norte de España. El problema para esta poca difusión parece ser en que es una bebida que admite muy mal el cambio de clima y mucho menos el movimiento. Por ello, si la mejor manzana se da en el norte y allí es donde se elabora inmediatamente de la recogida, es poco probable que pueda llegar con su sabor original al resto de España.

Pero la sidra es una bebida muy antigua, incluso muy popular entre los hebreos, tan aficionados a los juergas. En Francia, paralela al champan, ha sido considerada una bebida muy popular, recomendada incluso por los médicos.

Para su fabricación se emplean manzanas muy especiales que producen un mosto ácido. Este mosto contiene azúcar, pectina, ácidos tartárico y málico, mucílagos, proteínas y sales minerales. Una vez fermentado, el sabor es ácido y muy agradable, aunque una vez abierta una botella no se debe conservar ya que se altera con facilidad.

Una variedad también muy popular es la sidra espumosa, similar al champán, la cual es consumida por aquellas personas que no pueden tolerar el grado alcohólico del champán.

Propiedades:

Aunque no podemos olvidar que tiene una pequeña graduación alcohólica, es una bebida que consumida con moderación la podemos aprovechar para mejorar nuestro estado de salud. Su principal efecto, el diurético, es muy intenso y rápido, por lo que puede ser útil en reumatismos, obesidad, gota, hipertensión y piernas pesadas.

Tiene una buena acción digestiva, es muy refrescante y contribuye a eliminar las arenillas y cálculos renales. Además, su "resaca" es muy soportable si la tomamos después de las comidas.

Los populares "chorizos a la sidra" es un plato fácil de preparar (basta cocerlos en sidra) y muy popular.

CERVEZA

Otra bebida poco alcohólica que puede consumirse con moderación. Obtenida mediante la fermentación de malta o cebada y mezclada con la flor del lúpulo (que le da el clásico aroma y amargor), proporciona una graduación alcohólica entre 3 y 5 grados, similar a la sidra.

La historia nos cuenta que era utilizada ya en Egipto y Grecia, también por los romanos de Nerón, y que su popularidad alcanzó grandes cotas en la Edad Media entre germanos y normandos. Los españoles no nos inclinamos por ella, preferíamos el vino, y hasta el año 1865 no se empezó a fabricar en nuestro país, pero su consumo masivo tardó bastante, allá por los años 1950. Aún así, al principio su sabor amargo era muy mal aceptado y la gente la mezclaba con gaseosa para endulzarla un poco, costumbre que aún perdura. Con el paso de los años España sería, contra todo pronóstico, uno de los mayores consumidores de cerveza en el mundo.

Al contrario que ocurre con otras bebidas alcohólicas, en las cuales el tiempo juega en su favor, la cerveza se degrada bastante y es necesario conservarla siempre en lugar frío.

Valor nutritivo

Aunque las diferencias con las primitivas cervezas y las de ahora son abismales (las antiguas eran mucho más nutritivas), todavía conservan muchas de las propiedades como bebida en cierto modo saludable. Contiene 50 calorías por 100 gr, vitaminas del grupo B, azufre, fósforo, hierro, magnesio, manganeso y proteínas. Además, la presencia de lúpulo le confiere todas las propiedades terapéuticas de esta planta, aunque su contenido en alcohol haga que deba ser consumida con prudencia.

También contiene maltosa, sacarosa, pentosas y dextrinas.

Propiedades:

Puede emplearse como inductor al sueño, para engordar, para aumentar la cantidad de leche en las embarazadas, como laxante suave, aperitiva y diurética.

Como efecto secundario importante está el de producir aumento de las glándulas mamarias, incluso en el hombre, quizás por su contenido en estrógenos, presentes en el lúpulo.

La cerveza sin alcohol en realidad todavía contiene un 1%, aunque esta cantidad ya no se considera perjudicial. Además de los principios nutritivos de la cerveza normal contiene también ácido ascórbico, enzima proteolítico y anhídrido carbónico.
La cerveza sin alcohol se puede emplear como bebida nutritiva y estimulante en los niños mal alimentados, los deportistas, las personas nerviosas, las embarazadas y lactantes, los ancianos y, en general, en aquellas personas que necesiten un aporte extra de nutrientes.

CAFÉ

Este arbusto sabemos que se encontraba inicialmente en África y que de allí se exportó su cultivo al Yemen, India, Ceylán y posteriormente a Colombia y algunas colonias francesas y portuguesas. En el siglo XVII llegó a Francia y allí se empezó a consumir masivamente en la población, a pesar de los esfuerzos que hicieron los médicos de entonces por prohibirlo. Aunque le denominaron como "veneno amargo", se abrieron cafeterías en toda Francia, Inglaterra, Italia y España, en donde su consumo era un ritual para las personas. Pronto surgieron los puristas que defendían tomarlo tal cual, amargo, y quienes veían la necesidad de añadirle azúcar para conseguir beberlo. Posteriormente se introdujo la leche como otro elemento, aunque la mayoría del público lo consideraba una adulteración. Con el paso del tiempo las cafeterías fueron lugar de reunión de intelectuales, artistas y políticos, y pronto su consumo llegó a los hogares.

Hoy día las plantaciones de mayor renombre se encuentran en Colombia y Brasil, en donde se hacen injertos y mezclas para conseguir productos híbridos inéditos que mejoren especialmente el aroma. Entre el público el café en grano sigue siendo el más apreciado, especialmente el Moka. La variedad liofilizada instantánea conocida como descafeinado aún contiene algo de cafeína y ciertas sustancias que ciertos investigadores consideran cancerígenas.

Composición:

Los granos frescos, sin tostar, contienen algo de proteínas, azúcar, celulosa, taninos y un 2% de cafeína, aunque al tostarlo apenas llega al 1,25%. Por ello una taza de café cargado puede contener 100 mg de cafeína. Un buen café aporta algo de potasio y vitamina PP.

Propiedades:

Su efecto medicinal está casi centrado en la cafeína la cual sabemos es un gran estimulante del sistema nervioso. Mejora las contracciones cardiacas, favorece la capacidad de concentración, es ligeramente estimulante del apetito, prolonga la resistencia al ejercicio, es diurético, favorece la expulsión de la urea y ligeramente laxante. Se le atribuyen propiedades para mejorar el asma, combatir el sueño y aliviar las jaquecas.

Precauciones:

No debe darse a niños menores de doce años, los cuales deberán tomar sus sustitutos a base de malta y achicoria. Tampoco deben consumirlo los que padezcan úlceras gástricas, taquicardias, insomnio, agresividad, angustia o estreñimiento. La sobredosis puede llegar con tres tazas al día y dar lugar ya a temblores, vómitos y dolores de cabeza, aunque lo más habitual es la ingestión continuada durante años que se puede manifestar con vértigos, convulsiones, alucinaciones, falta de coordinación muscular, trastornos cardíacos, fatiga y taquicardia paroxística.

TÉ

Los orígenes de esta planta se centran en la India, de donde pasaron a la China y Japón, siendo acogido favorablemente en Europa en el siglo XVI. En la actualidad los mayores productores están en Ceilán, Japón, Indochina, China y la India.
Se conocen dos variedades básicas, el té verde y el negro, estando éste último aromatizado con hierbas.
El té pasa de verde a negro mediante un proceso de marchitado, amasado y aplastamiento entre rodillos, además de la fermentación, secado y cernido. El té verde se consigue calentando las hojas antes de que fermenten. Es la bebida por excelencia.
Para prepararlo se vierte agua hirviendo en la tetera para calentarla, se tira el agua, se ponen las hojas o la bolsita del té y se añade el agua muy caliente. Se dejan dos minutos antes de tomar el té verde y cinco para el negro.

Composición:

Contiene calcio, flúor, manganeso, ácido fólico, potasio, magnesio, vitaminas B-2 y PP, quercetina, clorofila, albúmina, resina, goma, taninos, celulosa, teobromina y teína, un alcaloide con efectos similares a la cafeína.

Propiedades:

Se piensa que su consumo es más beneficioso que el café, aunque sus efectos perjudiciales son los mismos. Es buen estomacal, estimula el sistema nervioso, favorece la digestión y se tolera bien por los estómagos sensibles. Posee un buen efecto diurético, provoca sudor y se le considera que ayuda a combatir la obesidad, en especial la variedad "Sinnensis". Tiene un gran efecto astringente, combate la fatiga y mejora la adaptación al frío. Su contenido en flúor obliga a ser prudente en su consumo ya que, entre otros efectos, colorea bastante el esmalte dentario.
Posee propiedades antioxidantes, refuerzan el sistema inmunológico, previenen las apoplejías, favorecen el embarazo y la lactancia y alivian la disentería y la gastroenteritis.

Preparación casera:

La manera más tradicional de prepararlo consiste en utilizar una tetera de porcelana (ahora se emplean mucho las de acero inoxidable), en donde se pone una cucharadita de té por cada taza y se deja reposar tres minutos. Si se desea con leche hay que añadirla en ese momento, mientras que el azúcar se pone cuando ya está servido en la taza.

Té verde (Camelia sinensis):
Es tónico por la cafeína, aumenta la producción de adrenalina, pose taninos que limitan la absorción de las grasas, evita el estreñimiento y es algo diurético. Es broncodilatador, mejora el asma y evita los efectos perniciosos del estroncio 90. Recude el exceso de colesterol y se le han encontrados buenos efectos contra el cáncer gástrico.

Té negro:
La más importante es la variedad Tuo-cha, a la cual se le han encontrado propiedades digestivas, adelgazantes, desintoxicantes y contra el exceso de colesterol.

Té oolong:
Es una variedad semifermentada de fuerte olor y sabor, que baja el colesterol, la presión arterial y previene las enfermedades coronarias.

Té de tres años:
Contiene poca teína (0,5%), pues se recolecta después de tras años de la siembra. Es depurativo.

Notas:
El té puede interferir la acción del alopurinol, la ofilclina y algunos antibióticos y antiulcerosos. También interfiere la absorción del hierro, de los sedantes y su uso continuado ocasiona frecuentemente vértigos, insomnio, estreñimiento e indigestiones.

HIERBA MATE

Muy popular en América del Sur y escasamente introducida en Europa, esta planta se conoce como Hierba del Paraguay, la cual tiene un gran parecido con el Acebo y crece en Argentina, Bolivia, Paraguay y Brasil.
Se cortan las ramas cuando los frutos están maduros y se pasan sobre fuego sin humo para impedir la fermentación.

Composición:

Contiene azúcar, taninos, resina, celulosa, aceite esencial y teína, un alcaloide que ya encontramos en el té.

También cafeína, teobromina, ácido clorogénico, vanillina.

Propiedades:

Es una bebida algo más saludable que el café y puede ser empleada para mejorar la digestión, como aperitiva, para mejorar la memoria, estimular la diuresis y combatir la fatiga y el insomnio. Aumenta la capacidad de adaptación a las circunstancias adversas y mejora las depresiones.

Receta básica:

Una receta sencilla consiste en cocer la hierba, colar el líquido como se hace con una planta medicinal y añadirle luego azúcar.

El modo tradicional obliga a emplear un recipiente denominado calabacita (se puede sustituir por otro más casero), en donde se ponen las hojas y el azúcar en agua caliente. Se añade un poco de agua templada y se deja reposar unos minutos. La infusión resultante se puede sorber con una pajita que no deja pasar la hierba.

BEBIDAS ESTIMULANTES

Extractos de cola

Su fórmula está basada en los extractos de la **nuez de cola**, las semillas de ciertas especies de árboles tropicales de la misma familia que el cacao. Miden unos 2,5 cm de longitud, son de color pardo moteado o gris rojizo, y exhalan un aroma parecido al de la nuez moscada. Aunque originalmente de sabor amargo, se vuelven ligeramente aromáticas al envejecer, aportando **cafeína, taninos** y **teobromina**. Originalmente, los refrescos contenían también extractos de **coca**, por lo que producían una mayor euforia a causa de su contenido en cocaína. Este último componente fue eliminado hace más de 50 años.

Además de cafeína contienen ácido fosfórico, carbohidratos y gas.

Las variedades "sin cafeína" o "light" no aportan ninguna ventaja especial al producto base, pues al cambiar el azúcar por sacarina, ciclamato, glutamato o aspartamo, se añade un producto químico que antes no contenía.

Té con aditivos

Las bebidas a base de té son una alternativa válida para aquellas personas que gustan de la acción de la **cafeína**, ya que los efectos de la teína son similares, al ser ambas de la misma familia química.

Los **efectos secundarios** de ambas pueden ser: insomnio, excitación, *gastralgias* por acidez, *taquicardias* y ligera subida de la tensión arterial. Su acción sobre el sistema nervioso central es acumulativa y, al igual que con el café, puede crear adicción. Están contraindicadas en el *parkinsonismo* y en la mayoría de las enfermedades mentales. Aunque suelen quitar el sueño, paradójicamente pueden producir un sueño agradable en una persona deprimida. También tienen efectos **diuréticos** moderados y una modestísima acción broncodilatadora, similar a la teofilina.

A efectos de dieta adelgazante y salvo su contenido en azúcar, ingeridas entre comidas mitigan bastante la sensación de hambre y producen cierta euforia que ayuda a llevar los regímenes drásticos.

BEBIDAS INTELIGENTES

Las nuevas bebidas a partir de **ginseng**, **jalea real**, aminoácidos, vitaminas y minerales suponen también una buena alternativa a las tradicionales bebidas estimulantes, ya que su procedencia natural las hace recomendables. Son algo más caras, pero pueden aportarnos los beneficios medicinales de las sustancias incorporadas, por lo que en principio parecen aptas para el consumo cotidiano.

BEBIDAS ISOTÓNICAS

Suelen contener una mezcla equilibrada de **sales minerales**, tales como sodio, potasio, magnesio y fósforo, así como cantidades importantes de azúcar. Se empezaron empleando solamente en las actividades deportivas, pero actualmente ya están disponibles para todo el mundo.

Son unas bebidas excelentes para los meses de gran calor, evitan los *sudores* excesivos y se consideran indispensables para los deportistas. También ayudan a hidratar el cuerpo en caso de *vómitos* y *diarreas*, siendo un tratamiento de fondo adecuado para corregir arrugas prematuras.

Su mayor inconveniente es la cantidad de azúcar que puedan contener, lo que obliga a emplearlas con moderación, así como la posible contraindicación por su contenido en **sodio**. De no existir ninguna enfermedad, son una buena alternativa en los meses de verano, ayudando también a evitar *calambres* y *agujetas* en los deportistas.

AGUA DE MAR

He dejado para el final el análisis de este curioso elemento líquido del que apenas sabemos nada, salvo que existe en cantidades ingentes y en el que se bañan peces y personas, entre otros seres.

Nos han dicho tantas veces que el agua de mar es tóxica, que no se puede beber, aunque estemos en alta mar muertos de sed que hemos terminado por creerlo.

Afortunadamente un químico llamado Quinton, en el año 1897, demostró que no solamente es un elemento vital para los animales marítimos, sino que puede salvar la vida a los seres humanos sin necesidad de extraer la sal. Nada extraño si, como parece, procedemos del mar y nuestra sangre tiene un gran parecido con el agua marina.

Las experiencias con animales dejaron al descubierto unos datos ciertamente increíbles: se puede reemplazar sin problemas para la salud la mayor parte del plasma sanguíneo por agua de mar. Es más, se pueden extraer los glóbulos rojos y blancos de la sangre, sustituirlos por una cantidad equivalente de agua de mar y conservar intactas la capacidad defensiva del organismo.

Los análisis demuestran que el agua de alta mar contiene 92 elementos, cantidad casi idéntica a la sangre humana. Las inyecciones de agua de mar rebajada con agua de manantial para volverla isotónica directamente en vena, no causan ningún daño y suelen ser altamente beneficiosas para la salud.

Las aplicaciones, aunque efectuadas en pocos hospitales naturistas de Europa, abarcan desde el aumento de las defensas orgánicas, la curación de la cirrosis hepática, la recuperación rápida de recién nacidos bajos de peso, la curación del cólera, la sífilis, el eczema, la tuberculosis pulmonar, los envenenamientos y la vejez prematura.

En el mercado existe una marca que comercializa agua de mar para beber la cual puede ser empleada siguiendo las instrucciones del fabricante.

Capítulo 8

ALIMENTACIÓN PERSONALIZADA

DIETA PARA DIABÉTICOS

El diabético es un enfermo que normalmente tiene que arrastrar su enfermedad durante el resto de su vida y aunque controlarla es bastante fácil por la gran cantidad de remedios, naturales o químicos, que existen en la actualidad, uno de los mayores problemas es buscar diariamente la alimentación adecuada. Si, además, acusa cierto sobrepeso, algo habitual, el problema es mucho más complicado, ya que a la restrictiva dieta para su enfermedad tiene que añadir otra nueva dieta para perder peso.

Lo normal es que un diabético controlado por un médico tenga un régimen muy estricto en cuanto a hidratos de carbono se refiere, aunque ahora se cree que es más importante suprimir las grasas saturadas.

Lo primero que debe recordar el diabético es que de lo acertada que sea su alimentación depende su salud y que la dieta debe estar dirigida de una manera personal; no valen, por tanto, tablas o recomendaciones estandarizadas.

La alimentación del diabético debe ser rica en **alimentos vegetales** crudos y abundancia de **fibra**, comiendo especialmente aquellos alimentos que tienen influencia positiva en la enfermedad, como son las **manzanas** y todos los de sabor amargo, especialmente las **alcachofas**. Un diabético puede

229

comer perfectamente fuera de casa, en un restaurante convencional, de la misma manera que lo puede hacer un vegetariano. No es la diabetes una enfermedad limitante en nuestro modo de vivir, pues sabemos que la alimentación en la diabetes debe ser tan sabrosa y exquisita como la de cualquiera.

Recomendaciones imprescindibles:
No comer grasas procedentes de mamíferos ni hidratos de carbono muy refinados.

Alimentos muy recomendables:
. Pepinos, endibias, alcachofas, lechuga, escarola, berros, acelgas, setas, berenjenas, apio, calabazas, rábanos, coles, coliflor, tomate, **judías verdes**, brécol, espinacas, zanahorias, melón y limón.

Alimentos saludables:
. Guisantes, manzanas, **pera**, albaricoque, melocotón, pomelo, fresa, cerezas, piña natural.

Alimentos saludables a consumir como complemento:
. Almendras, **nueces**, avellanas, patatas, piñones.

Alimentos a consumir con moderación:
. Plátanos, uvas, castañas, dátiles, higos.

Cereales a consumir en cantidad moderada, preferentemente integrales:
. Germen de trigo, harina integral de trigo, pan integral, pan de centeno.

A consumir de cuando en cuando:
. Copos de avena, arroz (si son integrales se pueden comer más a menudo).

Otros alimentos que no causan daño:
. Leche de vaca descremada, yogur, kéfir, requesón, queso de cabra, huevo entero.
. Fructosa.

Alimentos desaconsejados:
. Carne de mamíferos en general, incluidos los **embutidos**.
. Nata fresca.
. Mantequilla
. Queso manchego.
. Margarinas no estrictamente vegetales.
. **Azúcar blanco** y dulces no integrales elaborados con azúcar refinado.

Se recomiendan hierbas como Travalera, Copalchi y Vainas de Judías

Ejemplos de una dieta adelgazante para diabéticos:

El valor medio de las calorías/día es de 2.000

Desayuno
. Café con leche, queso fresco, mermelada de arándanos con fructosa.

Comida
. Judías verdes, patatas cocidas al vapor, pollo sin piel, escarola y manzana.

Merienda
. Yogur, galletas integrales.

Cena
. Pasta de fideos integrales hecha con caldo vegetal, un huevo, espinacas y una naranja.

Desayuno
. Leche de almendras con fructosa, queso fresco, mermelada con fructosa.

Comida
. Espinacas, carne de soja, cebollas, zanahorias y fruta.

Merienda
. Leche de soja, galletas integrales.
. Patatas cocidas, alcachofas con caldo de verduras, champiñones, salsa de tomate y una pera.

Cena
. Patatas cocidas, alcachofas con caldo de verduras, champiñones, salsa de tomate y una pera.

Desayuno
. Copos de avena con leche de soja, uvas pasas y pipas de girasol.

Comida
. Ensalada con salsa natural, pan integral, queso fresco, manzana y yogur.

Merienda

. Uvas enteras, dulce integral con fructosa y cacahuetes.

Cena
. Ensalada, brécol cocido, pan integral con leche de almendras.

DIETA PARA HIPERTENSOS

Normalmente, cualquier hipertenso que se someta a una dieta adelgazante suele ver mejorada su hipertensión, especialmente cuando suprime la sal común y los alimentos grasos. No obstante, esta dieta controlada no le soluciona la enfermedad y requiere el uso de medicamentos que impidan subidas de tensión peligrosas. La alternativa que proponemos ahora es que, junto a la reducción del peso, se logre una mejoría no solamente en su enfermedad principal, sino en su estado de salud general.

La hipertensión es una enfermedad que no se conocía en la antigüedad, aunque quizá era porque no existían los aparatos conocidos como tensiómetros (esfigmomanómetros) y la evaluación del pulso se hacía simplemente con la mano, válido, aunque impreciso. Lo que sí sabemos ya con certeza es que tuvo una incidencia enorme a partir de la revolución industrial, con el aumento del nivel adquisitivo de los habitantes de las ciudades y el consumo mayoritario de carne.

Lo cierto es que, si analizamos la dieta de una persona vegetariana, e incluso ovo-lacto-vegetariana, no vemos que haya suprimido la sal en sus alimentos, pero la incidencia de hipertensos entre ellos es mucho más reducida que en el resto.
Los estudios realizados demuestran que los vegetarianos no suelen padecer hipertensión, ni siquiera con el aumento de la edad. En el lado opuesto, se considera que entre un 20 y un 30

por 100 de la población que come carne habitualmente padece hipertensión. A estas personas, además del uso continuado de medicamentos antihipertensivos, entre los que se incluyen diuréticos, antagonistas del calcio, betabloqueantes, etc., se les pone como rutina indispensable la supresión casi total de la sal de cocina.

Otros especialistas recomiendan iniciar el tratamiento con una dieta libre de grasas, pobre en sal, rica en fibras y quizá suplementos de potasio. Los resultados son buenos a largo plazo, pero no pueden prescindir totalmente de su medicación. Cuando estos alimentos se alternan con productos integrales, sin refinar, la enfermedad mejora aún más.

Según los estudios realizados sobre un grupo numeroso de personas hipertensas durante un tiempo de nueve semanas, la dieta vegetariana equilibrada en nutrientes lograba reducir las pulsaciones iniciales de 85 a 82 al minuto, mientras que el peso medio de 75 kilos se reducía a 72 kilos. La tensión arterial, sin medicación alguna de ayuda, pasaba de 153 mmHg a 134 mmHg, mientras que la diastólica bajaba de 94 a 79 mmHg de promedio.

La conclusión es que las personas aquejadas de hipertensión pueden lograr una gran calidad de vida, nuevas energías, bajar de peso y mejorar su enfermedad, solamente con la adopción de una dieta exenta de carnes y derivados.

Contenido en sal de algunos alimentos

Aceitunas verdes: 2.400 mg (por 100 gramos).
Aceitunas negras: 750 mg
Apio crudo: 125 mg

Hígado de cerdo: 185 mg
Cangrejos: 1.000 mg
Jamón serrano: 930 mg
Salchichas de cerdo: 950 mg
Galletas de aperitivo: 1.100 mg
Gambas cocidas: 185 mg
Guisantes congelados: 115mg
Huevo entero: 122 mg
Judías en conserva: 235 mg
Mantequilla fresca: 987 mg
Mantequilla de cacahuete: 605 mg
Margarina: 980 mg
Mejillones: 280 mg
Pan de centeno: 557 mg
Pan de trigo: 505 mg
Pan integral: 520 mg
Patatas de bolsa: 1.000 mg
Pavo: 130 mg
Pepinillos en vinagre: 1.400 mg
Merluza frita: 170 mg
Salmón al horno: 115 mg
Sardinas en aceite: 820 mg
Queso manchego: 600 mg
Requesón: 220 mg
Tocino frito: 1.010 mg
Salsa catsup: 1.300 mg

Alimentos más pobres en sodio

Acerola: 8 mg
Aguacate: 4 mg
Albaricoque natural: 1 mg

Avellanas naturales: 2 mg
Arroz blanco sin sal: 2 mg
Berenjenas: 1 mg
Berros: 14 mg
Brécol: 13 mg
Castañas naturales: 6 mg
Calabacín: 1 mg
Cebolla: 10 mg
Harina de maíz: 1 mg
Cerezas: 2mg
Ciruelas naturales: 1 mg
Coles de Bruselas: 14 mg
Dátiles frescos: 4 mg
Endibias: 14 mg
Espárragos frescos: 1 mg
Fresas: 1 mg
Champiñones frescos: 15 mg
Lechuga: 9 mg
Limón: 1 mg
Macarrones al natural: 1 mg
Manzana: 1 mg
Melocotón: 1 mg
Miel: 5 mg
Naranja: 1 mg
Papaya: 3 mg
Patatas hervidas sin sal: 2 mg
Patatas fritas sin sal: 6 mg
Pimiento crudo: 13 mg
Piña natural: 1mg
Plátanos: 1 mg
Sandía: 1 mg
Pomelo: 1 mg

Tomate natural: 3 mg
Harina de trigo: 2 mg
Germen de trigo: 3 mg
Uvas: 3 mg

NOTA: Un alimento rico en sodio podría ingerirse si estuviera equilibrado en potasio.

Se recomiendan hierbas como Espino blanco, Muérdago y Olivo

DIETA PARA ENFERMOS DE GOTA O REUMATISM0

La gota es una enfermedad compleja, de origen incierto, causada por una alteración en el metabolismo del ácido úrico, originada por la ruptura de proteínas, lo que ocasiona una elevación del ácido úrico en la orina. No obstante, la patología se agudiza cuando la procedencia de las proteínas es de origen animal, siendo menos intensa cuando el consumo viene del pescado, de las legumbres o de la soja (todos tan ricos en proteínas como la carne.)

La carne de mamíferos, y en mayor proporción las vísceras, contiene una gran cantidad de purinas, las cuales, entre otros males, elevan la cantidad de ácido úrico en sangre. Si, además, bebemos vino en las comidas, las materias nitrogenadas del vino se transformarán en nuevas purinas.

Un dato significativo es que la ingestión de abundante agua mitiga sensiblemente los nuevos ataques.

Con la enfermedad, el riñón acumula oxalatos, urea y tofos, que se depositarán en las articulaciones o en el dedo gordo de los pies. Esta cristalización produce unos dolores muy agudos y una limitación muy importante del movimiento.

Por tanto, y para que la dieta sirva al mismo tiempo para bajar de peso y mejorar la enfermedad, lo más eficaz es suprimir las proteínas de origen animal y comer solamente las vegetales, las cuales no generan el mismo incremento de ácido úrico en sangre.

También es conveniente aumentar la ración de **carbohidratos complejos**, ya que facilitan la excreción del ácido úrico, mientras que las grasas animales lo dificultan. Hay que beber bastante cantidad de agua, entre dos y tres litros diarios, y evitar todo aderezo en las comidas que no sea natural, o sea, vinagre de manzana, limón y especias aromáticas como el **romero**.

El modo de cocinar es muy importante, ya que, si se ponen los alimentos en agua fría es posible que las purinas pasen al agua, lo que ocurre en mucho menor medida cuando se añaden al agua ya caliente.

Alimentos aconsejados:

Yogur, quesos frescos, kéfir, huevos, pan y pastas integrales, judías verdes, zanahorias, acelgas, alcachofas, lechuga, patatas, frutas en general, mantequilla, infusiones de hierbas (**bardana**, harpagofito) y zumos de frutas.

Alimentos desaconsejados:

Todas las grasas de procedencia animal, la carne de mamífero, incluidas las **vísceras** y los **embutidos**, el jamón, el cordero, la **caza**, los **mariscos**, los guisantes, las setas y champiñones, las espinacas, los espárragos y cualquier tipo de bebida alcohólica.

Contenido en ácido úrico de algunos alimentos
(Por 100 gramos.)

Arenque: 207 mg
Carne de pavo: 151 mg
Carne de pollo: 155 mg
Salmón: 139 mg
Hígado de ternera: 360 mg
Molleja de ternera: 990 mg
Hígado de vaca: 330 mg
Bacalao: 70 mg
Caldo de ternera: 1.270 mg
Lomo de cerdo: 145 mg
Cerveza: 18 mg
Espinacas: 80 mg
Espárragos: 25 mg
Champiñones: 54 mg
Langosta: 66 mg
Jamón serrano: 139 mg
Lentejas: 66 mg
Sardinas en aceite: 350 mg
Ostras: 87 mg

Ejemplo de una dieta antirreumática

Desayuno
. Achicoria con leche, mantequilla vegetal, mermelada con tostadas y un zumo de naranja.
. Achicoria, leche de almendras, muesli con frutos secos y mermelada sin azúcar. Zumo de frutas.

Comida
. Judías verdes con tomate y cebolla. Trucha con patatas. Postre.
. Patatas guisadas con zanahorias y judías verdes. Pescado a la plancha con zumo de limón. Pera o sandía.

. Pasta italiana con tomate, queso rallado y nuez moscada. Carne vegetal con judías verdes. Melón o manzana.

Merienda
. Infusión de hierbas. Queso fresco con pan.
. Infusión de hierbas. Pan tostado con paté vegetal.
. Yogur y un bizcocho sin nata o crema.

Cena
. Caldo vegetal con zanahorias, cebolla y acelgas. Un huevo con patatas. Una manzana.
. Sopa de sémola, un huevo cocido o pasado por agua. Naranja.
. Caldo o sopa de pescado. Croquetas o empanadillas con tomate. Fruta.

Alimentos más ricos en magnesio, mineral muy recomendable en las afecciones articulares
Aceitunas verdes: 22 mg (por 100 gramos)
Almendras: 270 mg
Aguacate: 45 mg
Apio: 22 mg
Avellanas: 180 mg
Brécol: 21 mg
Café instantáneo: 450 mg
Cardos: 65 mg
Castañas: 40 mg
Coco rallado: 75 mg
Berza: 57 mg
Dátiles: 68 mg
Harina de maíz: 106 mg
Mantequilla de cacahuete: 170 mg
Melaza de caña: 46 mg

Nueces: 250 mg
Pan de centeno: 42 mg
Pan integral: 75 mg Pasas: 35 mg
Salmón: 30 mg
Pistachos: 150mg
Germen de trigo: 330 mg

DIETA ADELGAZANTE PARA ENFERMOS DEL RIÑÓN

Lo importante de esta dieta es que no sobrecargue el riñón, especialmente cuando existe una insuficiencia. Mediante el tratamiento médico y la combinación con la dieta, se busca también asegurar un equilibrio hidrosalino correcto, mantener el balance del nitrógeno y favorecer la expulsión de las sustancias tóxicas habitualmente presentes en la orina.

El problema es que estos enfermos no soportan bien las proteínas ni las grasas, por lo que la alimentación debe estar primordialmente basada en hidratos de carbono. Las proteínas hay que ajustarlas en base a la eliminación de las sustancias nitrogenadas de cada enfermo, y aunque las de origen animal son más completas en aminoácidos esenciales, tienen el inconveniente de que también aportan más grasas y ácido úrico. Una vez más, las proteínas procedentes de los vegetales son las más adecuadas o quizá las que vienen del pescado o las algas.

La abundancia de hidratos de carbono será esencial, ya que con ellos se reduce el catabolismo de las proteínas, favoreciendo su combustión, por lo que no existe inconveniente en dar **azúcares naturales** como la fructosa, el azúcar moreno o la miel. Las grasas por supuesto serán de origen vegetal, evitando sobre todo no calentarlas demasiado y tomarlas con preferencia en estado crudo.

El agua no hay que restringirla y una vez sabido el volumen de orina que se expulsa diariamente hay que tratar de aumentarlo en unos 700 cc. No es necesario que sea pobre en sodio e incluso en algunos casos, como en el aumento de la diuresis, quizá sea necesario aumentar la dosis de sal. En el caso de que necesitemos eliminar todo el sodio posible de los alimentos (si existen edemas), bastará con poner los alimentos en agua previamente caliente y cocinar largamente, siendo conveniente tirar el agua a los pocos minutos y añadirle nuevamente la misma cantidad hasta completar el guiso. Si lo que deseamos es eliminar el potasio dejaremos las verduras en agua fría por lo menos media hora antes de guisarlas.

Alimentos aconsejados

Leche, queso fresco, yogur, kéfir. Huevos, cereales, pastas italianas, verduras en general, patatas, frutas del tiempo, aceites vegetales. Miel, azúcar moreno, melazas. Zumos de frutas y verduras, así como infusiones de brezo, cola de caballo, vara de oro o grama.

Alimentos desaconsejados

Quesos fuertes o fermentados. Carnes en general y especialmente los embutidos. Pescados ahumados, salados, en conserva o mariscos. Legumbres en lata, conservas, chocolate, caldos concentrados o sopas en sobre.

Se recomiendan hierbas como Cola de caballo y Arenaria.

Ejemplo de dietas para el riñón

Desayuno
. Achicoria o malta, pan tostado y mermelada.
. Infusión de ginseng, margarina y mermelada con pan.

Comida
. Coliflor con besamel, carne de pollo y un poco de arroz blanco.
. Patatas cocidas con salsa de tomate, ensalada de lechuga con vinagre, aceite y especias sin sal, pescado blanco.
. Arroz blanco con berenjenas, huevos duros con pimientos y patatas, fruta.

Merienda
. Infusión de plantas con alguna galleta.

Cena
. Caldo de verduras con alguna patata. Calabacín con revuelto de huevo. Fruta.
. Puerros en puré de patatas, pescado con besamel, manzana.
. Puré de zanahorias, tortilla de cebolla y fruta.

Contenido en potasio de algunos alimentos
(En principio, favorable para eliminar líquidos, salvo contraindicación expresa del médico.)

Almendras naturales: 770 mg (en 100 gramos)
Aguacate: 600 mg
Albaricoque: 280 mg
Apio: 340 mg
Avellanas: 700 mg
Berros cultivados: 600 mg
Brécol: 240 mg
Hígado de buey: 380 mg

Cacahuetes tostados: 700 mg
Café instantáneo: 3.000 mg
Cardos: 500 mg
Castañas frescas: 450 mg
Cebolla cruda: 150 mg
Jamón serrano: 320 mg
Ciruelas naturales: 170mg
Coco rallado: 350 mg
Berza: 400 mg
Achicoria: 420 mg
Dátiles secos: 640 mg
Escarola: 290 mg
Espinacas: 320 mg
Guisantes congelados: 130 mg
Higos secos: 640 mg
Champiñones frescos: 410 mg
Lechuga: 175 mg
Zumo de limón: 140 mg
Manzana: 110mg
Mejillones: 310 mg
Melaza de caña: 910 mg
Melocotón: 200 mg
Melón: 250 mg
Nabo crudo: 260 mg
Naranja: 200 mg
Nueces: 600 mg
Pan de centeno: 140 mg
Pan integral: 270 mg
Pasas: 760 mg
Patatas fritas: 850 mg
Patatas de bolsa fritas: 1.100 mg

Pavo: 360 mg
Pepinillos en vinagre: 200 mg
Merluza frita: 340 mg
Salmón: 440 mg
Sardinas en aceite: 590 mg
Pimiento verde: 210 mg
Plátanos: 370 mg
Pistachos: 970 mg
Rábanos: 260 mg
Repollo: 230 mg
Carne de ternera cocida: 500 mg
Tocino ahumado: 430 mg
Tomate: 240 mg
Germen de trigo: 820 mg
Yogur: 140 mg

En resumen:

Un alimento debe nutrir, no causar daño con su consumo, y ser capaz de mejorar la salud. Estas tres propiedades solamente la poseen los alimentos de origen vegetal.

Capítulo 9

OTROS ALIMENTOS DE GRAN INTERÉS MEDICINAL

HONGOS COMESTIBLES

Existen varias especies, que se conocen en Oriente y Europa desde hace muchos años. Las gírgolas y los shiitakes son dos especies exóticas de hongos comestibles indicadas para elaborar platos de alta cocina, y cuyo consumo aun no se ha difundido a nivel masivo en países latinoamericanos. En 1990 se comenzó con el cultivo de champiñones y posteriormente se le dio un giro orientándolo hacia la producción de una variedad menos difundida y que pudiera dirigirse a un mercado más exigente, como las grandes cadenas hoteleras y los restaurantes de alta cocina. La gírgola (o seta), es una especie que se importó de Cataluña, (España); y que en 1996 se introdujo en Argentina, así como el shiitake, un hongo milenario, y el segundo en el consumo mundial, conocido en China como "el elixir de la vida".

UTILIZACIÓN DE LOS HONGOS EN MEDICINA Y MEDIO AMBIENTE

Los hongos se han utilizado en medicina desde tiempos remotos. El uso de hongos como purgantes ya no es tan común (como, por ejemplo, la Pechuga de Aile o Coriolus versicolor; el hongo azul o Lactarius indigo, entre otros). Sin embargo, el alcaloide presente en el esclerocio del cornezuelo del centeno, se emplea para conseguir contracciones uterinas durante el parto. De los alcaloides del cornezuelo del centeno se obtiene también la dietilamida del ácido lisérgico, más conocida como LSD, la cual provoca efectos alucinógenos.

El uso de los antibióticos en la práctica médica, comenzó cuando se descubrieron las propiedades antibióticas de la penicilina. Hoy, se fabrican muchos antibióticos a partir de microorganismos que no son hongos. La griseofulvina, sin embargo, es un antibiótico antifúngico, producido por varias especies de un género de hongos, (por ejemplo, Clitocybe gibba).

SHIITAKE
Lentinula edodes
El hongo romántico. También, hongo que crece junto al árbol Pasania.

Seta originaria de China, donde se ha cultivado desde hace más de 1000 años, el primer documento escrito que alude al cultivo del shiitake se remonta a Wu Sang Kwuang K, quien vivió en los tiempos de la dinastía Song (960-1227). Sin embargo, algunos documentos registran el consumo de esta seta antes de que se produjera su cultivo.
Durante la dinastía Ming (1368-1644), el médico Wu Juei escribió que la seta podría ser utilizada no solamente como alimento, sino también como remedio para algunos padecimientos, como las enfermedades respiratorias superiores, la mala circulación de la sangre, el mal de hígado, el

agotamiento y la debilidad; también dijo que podría subir el *qi,* es decir, la energía de la vida.

También se pensó por la misma época y así queda registrado, que el shiitake podía retrasar el envejecimiento o prevenir el envejecimiento prematuro.

Tradicionalmente, esta seta se cultivaba en forma doméstica en los troncos de un árbol, el Shii o Chinquapin, como lo llaman en Japón, siendo su hábitat Japón, Corea y China. Se le encuentra silvestre en Chile. Para poderlos estudiar mejor, se encuentran cultivados en varios países, incluyendo a México. Se logran en troncos colocados en el exterior, en las regiones de montañas templadas de Asia. Últimamente cultiva en áreas cerradas. En los no asiáticos se han empleado diferentes medios, incluso el vagazo del maguey tequilero, en Jalisco

Botánica:

Familia de las marasmiaceae, originaria de Asia el este.

En japonés se le conoce como hongo del árbol shii (椎茸) y en idioma chino se llama 香菇, que significa "seta fragante" o "seta deliciosa". Dos nombres variables chinos para variedades muy apreciadas del shiitake son *dōnggū* ("seta del invierno") y *huāgū* (花菇, la "seta de la flor," haciendo referencia a una flor que se agrieta en la superficie superior de la seta; ambas variedades se cultivan en temperaturas más frías. También se la conoce como la "seta del bosque negro". En coreano, se la llama pyogo y en tailandés se la nombra como hed, que significa "seta fragante".

Se desarrolla en el tronco de un árbol.

La historia taxonómica del shiitake se remonta al año 1878, cuando botánico inglés Miles Joseph Berkeley propuso el nombre de *Agaricus edodes* para su clasificación. De allí en adelante, la especie fue asignada a diversos géneros entre ellos

Collybia, Armillaria, Lepiota, Plerotus y Lentinus. Recientemente Pegler denominó al shiitake *Lentinula edodes* por las diferencias microscópicas que existían con respecto a su última clasificación.

Sistemas de producción

Los Lentinus son setas que crecen de forma gregaria, descomponiendo la madera en bosques tropicales, algunas especies de este género son comestibles y en países como China, Japón y Corea presentan una gran tradición de consumo además de atribuirle propiedades medicinales y tónicas, Lentinus edodes es el hongo comestible más cultivado en estas naciones.

En Chile, el 17% del total de especies colectadas están reportadas como medicinales y/o comestibles (Tabla 1); de las cuales, un porcentaje muy alto (95%) crece en madera; situación que permitirá realizar ensayos de aislamiento de cepas con posibilidad de cultivo en diferentes desechos lignocelulósicos producidos en el departamento del Chocó. (Rincón López, C.E. y col., 2002). En Colombia, actualmente Agaricus bisporus y Pleurotus sajor caju son los hongos de mayor importancia comercial; sin embargo, especies de los géneros Lentinus; Ganoderma y Auricularia están ganando importancia. Las especies de Pleurotus son las que presentan mayor versatilidad dada a la gran variedad existente dentro del género con carácter comestible y medicinal y por su hábito xilófago, lo que permite el aprovechamiento en diferentes pisos térmicos y su adaptación.

Los sistemas de producción del shiitake son básicamente dos: 1) el cultivo sobre madera, de uso tradicional y 2) el cultivo sobre bloque sintético, de mayor uso en la actualidad.

El cultivo tradicional sobre madera comprende principalmente a la inoculación de esporas en trozos de madera del mencionado Chinquapin o roble japonés. Actualmente se ha ampliado la gama de sustratos incluyendo la madera de otras especies, como el roble o eucaliptus, que se obtiene al cortar árboles en pie, en troncos de una longitud que puede variar entre 1.0 y 1.2 m. y un diámetro que va desde los 10 a los 15 cm. Estos troncos son los que finalmente son inoculados con el hongo, mediante agujeros en su corteza donde se deposita el micelio del hongo.

Cultivo sobre bloque sintético

El cultivo de este hongo basado en el bloque sintético, desarrollado en 1986 en la provincia de Fujian (China), consiste en la elaboración de un sustrato artificial como superficie productiva del shiitake, formulado y complementado principalmente con serrín de madera dura no aromática, salvados de cereales, carbonato de calcio y yeso como suplementos nutricionales y utilizando algún tratamiento térmico para su desinfección. Esta innovación, que permite una mayor velocidad de crecimiento del inóculo con respecto al cultivo sobre madera y una disminución en la duración total del ciclo productivo (entre tres y cuatro meses), fue un factor que incrementó la producción del hongo en China y en el resto del mundo, permitiendo el cultivo masivo. Desde el desarrollo de esta técnica, el cultivo de shiitake ha crecido más de 20 veces en 15 años desde 1987, cuando China terminó por desplazar a Japón como productor principal, dominando el mercado mundial desde entonces.

Ahora es comercializado como producto fresco, seco o semi manufacturado. Actualmente es Japón donde tiene el mayor consumo per cápita del mundo, 2.17 kg por persona al año, mientras que China, Japón, Taiwán y Corea son tanto principales países productores como consumidores (sumados, llegan al 98,5% del total mundial). En Latinoamérica, México lleva la delantera en producción, consumo y exportación. Estados Unidos actualmente es uno de los mayores consumidores de shiitake seco proveniente de Japón, cuya importación supera los seis millones de dólares anuales.

Misticismo

Dicen que el Shiitake ama la música -clásica y el rock and roll- la compañía de las personas y la luz. Al menos eso es lo que algunos agricultores que se recolectan el Shiitake a diario dicen. Afirman que, si crece en lugares aislados, no produce tanto como cuando está cerca de animales y personas. Prueba de ello es que también produce generosamente cuando las personas que le cuidan emiten energía positiva. Si hay algunas personas torpes cerca o que gustan de pelear, el Shiitake tiende a ser desafiante y se marchita. De hecho, algunos agricultores simulan el ambiente ideal en previsión de mejores rendimientos.

Procedencia

La tierra natal del Shiitake es Asia con una gran presencia en China, aunque Japón tiene abundantes plantaciones. De hecho, el nombre Shiitake es japonés, donde "Shii 'es el nombre del árbol que normalmente alberga el hongo, perteneciente a la familia del abedul. 'Take' significa fruto de setas. No obstante, a pesar de sus preferencias anteriores, Shiitake es muy adaptable y puede crecer en cualquier lugar, de hecho, en los EE.UU., por ejemplo, crecen en invernaderos simples, gallineros convertidos, bajo las sombras de árboles, y prácticamente en cualquier lugar.

En un entorno natural, las esporas de hongos son liberadas en las temporadas de primavera y otoño y a partir de entonces se preparan para brotar cuando la humedad y las temperaturas son apropiadas. A veces, el hongo brotará en cinco o seis ejemplares durante la noche.

En los EE.UU. hace muchos años el Shiitake solía estar entre las plantas restringidas o prohibidas en el país. Anteriormente fue confundida con una cepa del hongo *Lentinula* que era destructivo para los ferrocarriles. Sin embargo, en la década de 1970, el congreso dio luz verde y abrió las puertas al Shiitake. Esto significó que muchos países siguieron su ejemplo y hoy se cultiva en gran escala mediante el uso de prácticas agrícolas modernas.

Aspectos organolépticos y nutritivos

El sabor del Shiitake es de 4 a 10 veces más intenso que el de hongos los hongos ordinarios. También es más carnoso y rico en nutrientes. Contiene proteínas (18%), potasio, niacina, calcio, magnesio, fósforo, zinc y vitaminas B (B1, B2), ergosterol (provitamina D). También es una fuente de selenio, un antioxidante que se dice previene el cáncer.

Actualmente, el shiitake constituye una de las principales fuentes de proteína en la dieta de la población de varios países orientales, entre los que destacan los mencionados Japón, China y varios países del llamado "círculo del Asía-Pacífico". El shiitake es también una de las fuentes naturales conocidas por los veganos por ser fuente de vitamina D2.

El departamento de Ciencias Vegetales de la Universidad de Missouri-Columbia y bajo la tutela de Michelle Hall, especialista del Centro de Agroforestería, en 2008 actualizó un elaborado artículo sobre el hongo Shiitake, describiéndolo desde el bosque hasta la mesa. Incluso dio recetas que van bien con el hongo en un entorno muy simplificado.

También indicaron que el hongo es bajo en sodio, en glucosa y es una rica fuente de fibra. Por lo tanto, el Shiitake es ideal para los diabéticos y otros enfermos. En sus escritos, destacaron la influencia sobre el colesterol en el suero humano. Se le atribuye la reducción de los niveles séricos de colesterol en un 12% a través de *eritadenina*.

253

Composición resumida:
Eritadenina
C - 1 - 2 (polisacárido)
Lectina
Lentinano (polisacárido)
Emitanina (polisacárido)
EP 3 (lignina)
KS - 2, KS - 2 - B
Poliribonucleótidos
Ac2P (polisacárido)
PBP (proteína)
Thioprolina (TCA) (aminoácido)

En la cocina

El shiitake tiene muchas aplicaciones tanto en la cocina china como en la japonesa, sin olvidar otras tradiciones culinarias del este y sureste asiático, aunque menos divulgadas.

Este hongo se sirve como parte de la sopa de miso, y también de un plato de pescado muy difundido llamado dashi, amén de formar parte de un buen número de recetas que incluyen la cocción al vapor.

En Tailandia el shiitake se consume tanto frito como cocido al vapor. A menudo se seca y se vende como alimento envasado en paquetes; y una vez desecado debe ser rehidratado empapándolo en agua antes de proceder a su consumo. Mucha gente prefiere el shiitake fresco al seco, considerando que el proceso de secado al sol hace que se pierda parte del exquisito sabor, perdiendo tanto proteínas como aminoácidos.

Los vástagos del shiitake se utilizan raramente en Japón u otras cocinas orientales, sobre todo porque los vástagos son más duros y se tarda mucho más en cocinarlos que si se trata de los casquillos carnosos suaves.

Fuera de su círculo original, las setas de shiitake han llegado a ser populares en muchos otros países. Rusia las produce y también las consume en grandes cantidades, sobre todo en conserva de vinagre. También en la cocina occidental el shiitake se está haciendo lentamente un lugar. Hay una industria global de producción de shiitake, con granjas locales en la mayoría de los países occidentales, la que se complementa con la importación a gran escala que aún procede de China y Japón.

Algunas aplicaciones

En Japón, Shiitake se ha utilizado como un tratamiento natural del cáncer debido a su hidrato de carbono complejo, *lentinan,* además del selenio.

Las propiedades curativas del Shiitake también se reflejan en sus puntos fuertes anti-virales. Se dice que una vez metabolizados, el compuesto a base de *glucano* es capaz de luchar contra el virus de la gripe, las infecciones bacterianas, y otros elementos infecciosos como las células cancerosas. La compañía farmacéutica japonesa, Ajinomoto, ya está utilizando el lentinan del Shiitake para tratar el cáncer de estómago. Otros países también están utilizando medicamentos como inyectable para combatir el cáncer.

La Ciudad de la Esperanza -Centro Médico Nacional- está llevando a cabo más investigaciones para determinar si el *lentinan* es capaz de prevenir el cáncer de pulmón. La investigación muestra que tiene fuertes propiedades anti-tumorales y que ya se está utilizando para combatir el cáncer gástrico. En algunas otras áreas, está siendo juzgado como una cura para la cándida, la tuberculosis y el virus del VIH. En general, los polisacáridos en el hongo Shiitake se acreditan como impulsores del sistema inmunológico de una persona y por lo tanto para mantener las enfermedades infecciosas a raya. Según el investigador de setas Jeff Chilton:

"Estos compuestos han sido el foco principal de la investigación debido a su capacidad para inhibir tumores en animales de laboratorio. Los polisacáridos de hongos actúan mediante la mejora de las defensas del huésped en lugar de matar directamente las células tumorales. Por esta razón se les llama potenciadores de defensa del huésped (HDP)."

El primero de los estudios data de 1969, cuando se identificó un polisacárido, el lentinan β-D-glucan como el compuesto activo responsable de los efectos anticancerígenos.

Además, los extractos de las setas del shiitake también se han investigado respecto de muchas otras ventajas inmunitarias, que van de sus posibles propiedades antivirales hasta los posibles tratamientos para las alergias severas, así como de la artritis

La lentionina, que es el compuesto que produce el sabor dominante del shiitake, también inhibe la producción de plaquetas, así que es un tratamiento prometedor en la lucha contra la trombosis.

Donko (Tong gu)

El Shiitake también ofrece una variedad única conocida como *Donko* cuyo interior permanece húmedo y suave, incluso cuando su superficie está seca. Esta variedad tiene poros blancos y estampados en sus tapas de color marrón oscuro, siendo una seta carnosa y compacta con un sombrero apenas abierto.

Donko es un potente afrodisíaco. Por esa razón, se vende muy caro en todo el mundo.

REISHI

Ganoderma lucidum

Oculto entre los árboles, al abrigo de la luz y mantenido con alta humedad ambiental, el hongo Reishi es uno de los muchos milagros que nos proporciona la naturaleza para la mejora de nuestra salud.

En idioma chino se denomina Líng zhī (chino tradicional: 靈芝; simplificado: 灵芝 y que se traduce como la "hierba de la potencia espiritual", altamente estimada como elixir de la inmortalidad). En japonés: reishi (otro nombre japonés es Mannentake que significa "hongo de 10,000 años" y Maboroshii); en Corea: yeon gji, SAD: 영지), Linh en vietnamita que significa "hongo supernatural 'cuando se traduce directamente. En castellano se le conoce como "Pipa".

La palabra ling es china y significa "hierba de la potencia espiritual". También ha sido descrita como "el hongo de la inmortalidad". Su nombre genérico deriva del griego ganos (γανος), "brillo, lustre"; y de dermis (δερμα), "piel", mientras que el epíteto específico lucidum en latín significa "brillante".

En inglés sin embargo, Lingzhi también se denomina Ling Ling Chi Chih. En los textos chinos clásicos, Lingzhi es mencionado 100 veces, lo que demuestra lo importante que fue para Oriente. Un buen ejemplo es en Hanshu 'Libro de Han', donde se le conoce como "hongo de la inmortalidad o elixir de la vida". Su valor medicinal fue reconocido por más de 2000 años.

En Oriente, está pintado en los tapices reales, frecuentemente con sabios famosos de la época. El primer registro histórico del Reishi, fue en la época del primer emperador de China, "Shih-Huang" de la Dinastía Ch'in (221-207 a.C.).

Existe la seta en diferentes especies, la mayoría de las cuales llevan propiedades curativas que se han hecho famosas en todo el mundo y que incluso son alabadas en la American Herbal Farmacopea y Terapéutica.

Botánica:

Pertenece a la familia de las Ganodermataceae, del género Ganoderma.

Es el nombre de una de las formas (el basidiocarpo) del hongo Ganoderma lucidum y que también se aplica a su pariente cercano Ganoderma tsugae. Estas dos especies de hongos se encuentran distribuidas por todo el mundo, tanto en zonas tropicales como en templadas, Crece como un parásito o saprófito, sobre una gran variedad de árboles.

Es un hongo coriáceo, con un sombrero de color barniz rojo, arriñonado, en forma de tapa y, según la edad del ejemplar, de color blanco o marrón en la zona de los poros.

No es fácil extraer buenos ejemplares de esta extraordinaria seta, al menos para conseguir un producto de similar calidad en toda la recolección.

Una vez recolectadas las mejores setas, se le extraen los micelios (masa de filamentos que constituyen el cuerpo vegetativo de un hongo) de la parte inferior del sombrero. Estos se envasan mezclándolos previamente con agar-agar, siendo conservados durante un mes a 25° C, para que continúe su desarrollo. Un mes después, los micelios se trasladan a una mezcla de serrín y salvado de arroz, elaborándose un caldo que se embotella una vez esterilizado para servir de alimento a los micelios. Estos serán inoculados posteriormente en maderos de roble, haya y ciruelo, los cuales se almacenarán durante dos o tres meses.

Pasado este tiempo los maderos se llevan al campo de cultivo para ser enterrados de forma vertical.

Cuando con el paso del tiempo las setas van creciendo y logran su maduración, se recolectan y trasladan al laboratorio, donde se seleccionan y desecan en un horno. La última fase del proceso implica la trituración y la pulverización, añadiendo agua al polvo resultante para conseguir una masa, que es embutida en un cilindro poroso. A través de esos poros saldrá, finalmente, los finos gránulos de la seta Reishi.

El hongo Reishi puede soportar climas variados y por lo tanto crece en clima templado, así como las regiones tropicales. Cuando está fresco, el hongo Reishi es suave. Es una seta polypore que no tiene branquias en la parte inferior de la tapa que adopta forma de riñón y tiene un barniz rojo. Se clasifica como un polypore para que libere sus esporas a través de unos poros finos.

Las variedades de Lingzhi, sin embargo, tienen diferentes colores, aproximadamente 6, y cada uno se cree que tienen características diferentes. Se les conoce como Akashiba (reishi rojo), Kuroshiba (reishi negro), Aoshiba (azul reishi), Kishiba (reishi amarillo), Shiroshiba (reishi blanco), y Murasakishiba (reishi púrpura). El hongo rojo actúa sobre el corazón y el verde es para el hígado. El amarillo es para el bazo, mientras que el hongo blanco actuará en los pulmones. Mientras que el hongo negro maneja el riñón, el hongo morado da esencia espiritual. Los chinos tienen el hongo Reishi en tan alta estima que a veces representan a Kuan Yin, la diosa china de la curación, como un hongo Reishi.

Una de las dos variedades principales se encuentra en los EE.UU., mientras que la otra se encuentra en los trópicos y en la Amazonía. La variedad de Estados Unidos es grande, con un tallo corto o ninguno en absoluto y la que está en el trópico es pequeña y tiene un largo y delgado tallo. Las condiciones ambientales pueden, sin embargo, afectar a su aspecto exacto. Por ejemplo, un área con dióxido de carbono excesiva producirá Reishi con tallos alargados. Los tonos de colores también varían entre las diferentes variedades, pero el Reishi rojo es el más popular.

Su hábitat habitual se encuentra en áreas con árboles de hoja caduca, donde el hongo crece en la base de los árboles y en sus muñones, pero es difícil de encontrar. Por ejemplo, en una muestra de 10.000 árboles de hoja caduca de edad, sólo 2 ó 3 tendrán Reishi. La disponibilidad de Reishi, por lo tanto, sólo puede depender del cultivo específico y algunos agricultores lo cultivan en interiores, en un ambiente esterilizado, mientras que otros crecen en campo abierto en camas de astillas de madera o troncos.

Tras la Segunda Guerra Mundial, se investigaron nuevas técnicas de producción para el Reishi que aceleraban su propagación, aunque los primeros intentos fracasaron a causa de su poca capacidad de reproducción en terrenos no apropiados. Finalmente, en el año 1972 se logró cultivar de forma continuada y planificada, siendo Venezuela y Japón los países que mejor producción lograron. En esos años, el Reishi se cultivaba artificialmente en bases de harina de arroz, salvado o madera, pero los resultados aún no podían proporcionar una puesta en el mercado suficiente para su comercialización, por lo que se buscaron nuevos métodos que reprodujeran el proceso de crecimiento y desarrollo natural de la seta, como fueron la implantación de los micelios (masa de hifas que constituye el cuerpo vegetativo) en maderos de roble, haya y ciruelo viejo, una técnica que mejoró los resultados anteriores y dejó la puerta abierta para su perfeccionamiento.

El secreto parecía estar en la suma del lugar de cultivo, ambiente y climatología, los cuales deben ser minuciosamente planificados para que todos los ejemplares posean las mismas propiedades terapéuticas. Esa es la razón por la cual no todas las marcas que existen en el mercado pueden demostrar las mismas ventajas. Cuando se acelera su cultivo y maduración para optimizar los resultados económicos, los resultados son mediocres e incluso nulos. Cultivarlos en parques o macetas tampoco es buen sistema.

Composición
Bioquímica

Es la única fuente conocida de un grupo de triterpenos, conocidos como ácidos ganodéricos, que tienen una estructura molecular similar a las hormonas esteroides.

Es una fuente de polisacáridos biológicamente activos que se presume tienen propiedades medicinales.

Contiene también:
Ergosterol
Cumarina
Manitol
Lactonas
Alcaloides Chuang
Ácidos grasos insaturados
Vitaminas y minerales.

A diferencia de muchos otros hongos, que tienen hasta un 90% de contenido de humedad, los Ganoderma solo contienen alrededor de 75% de agua.

Propiedades terapéuticas
Estimulación de los sistemas cardiovascular y pulmonar.

Como antioxidante.

Antiinflamatorio en tratamientos de artritis y arterosclerosis.

Estimula el sistema inmune aumentando producción de linfocitos "T" y agentes antitumorales.

Inhibe el aumento de colesterol, y la reacción alérgica de las histaminas.

Agente antitumoral incrementando de 5 a 29 veces en el factor de eliminación de tumores. Estimula los Linfocitos "T". Fuerte inhibidor del aumento de las células de leucemia.

Antioxidante, incrementa la producción de ácido nítrico a la vez que disminuye otros radicales libres.

Antiinflamatorio en el tratamiento de artritis.

Tratamiento efectivo contra la aterosclerosis.

Tratamiento para la inflamación del cerebro.

Tratamiento de cirrosis por hepatitis.

Contiene propiedades Anti-envejecimiento.

Motiva la actividad de los Linfocitos y la inmunoglobulina.

Tónico contra el VIH/SIDA.

Los estudios científicos han demostrado que el hongo Reishi tiene propiedades que contribuyen a la curación de los tumores, la reducción de azúcar en la sangre y los niveles de colesterol. Las pruebas de laboratorio han confirmado que el hongo tiene elementos que luchan contra algunos tipos de cáncer, como el de ovario epitelial, al mismo tiempo que previene la metástasis.

No obstante, la etapa en la que es mejor aplicar Reishi en el cáncer está aún por especificar. Se establece, sin embargo, que puede inhibir la formación inducida por tumores recientes de los capilares sanguíneos o venas. Esto tiene el efecto de cortar el suministro de alimentos para el tumor y reducir el crecimiento perpetuo. También puede inhibir el movimiento de las células cancerosas dentro del cuerpo, obstaculizando la capacidad de las células cancerosas para multiplicarse.

Además de lucha contra el cáncer, el Reishi también se considera importante en la reversión de la actividad viral, la regulación de la actividad cardiovascular, la lucha contra la fatiga crónica, artritis reumatoide, y ayuda a los pacientes con diabetes.

Reishi muestra capacidad para revitalizar las neuronas del cerebro y capturar y eliminar células cancerosas. Además, inhibe la expansión de nuevas células de grasa en individuos que sufren de obesidad. Posee decenas de compuestos bioactivos naturales que tienen la capacidad de tratar, naturalmente, una gran variedad de condiciones o enfermedades, como las alergias, las enfermedades autoinmunes, asma, diabetes, enfermedad de Alzheimer, Parkinson y enfermedades del hígado, sólo para nombrar unas pocas.

Reishi puede tomarse por vía oral, principalmente a través de suplementos, pero ahora también se comercializa y se vende como un producto de café.

Goza de especial veneración en Asia, donde se ha utilizado en la medicina tradicional china como un medicamento durante más de 2.000 años, convirtiéndose en una de las más antiguas setas de las que se tenga conocimiento hayan sido utilizadas en la medicina, debido a los beneficios para la salud que se le atribuyen.

Este hongo con interesantes propiedades curativas, que ha sido empleado durante años por los bonzos (monjes budistas) y que se referían a él como "alimento misterioso, raro, valioso y difícil de conseguir", lo volvemos a encontrar en libros tan antiguos como el "Shennong Materia Médica", así como en el "Shinnou Honzou Kyo", donde le sitúan como un alimento con categoría superior por sus efectos saludables. Su utilización masiva en occidente ha sido bajo el nombre de Reishi, y su éxito se debe a que, en contraste con los métodos convencionales nos aseguran que no posee efectos secundarios y que se puede tomar como preventivo o curativo.

Sus propiedades medicinales datan de tiempos lejanos, pues hay escritos que hablan de sus virtudes en el siglo uno antes de Cristo, aunque su estudio profundo es mucho más reciente.

Durante las décadas de los setenta y ochenta se realizaron investigaciones en China y Japón sobre las propiedades antialérgicas del Reishi, demostrándose que inhibía de manera significativa varios tipos de reacciones alérgicas, incluyendo efectos positivos contra el asma y la dermatitis por contacto.

En 1990, investigadores del Centro de Ciencias de la Salud de la Universidad de Texas en San Antonio, encontraron que el Reishi mejora sensiblemente enfermedades como la tortícolis, hombros rígidos, conjuntivitis, bronquitis y reumatismo, lo que indudablemente se logra gracias a la complejidad de su composición química.

Es recomendado como terapia oncológica adjunta por la Organización Mundial de la Salud (O.M.S.).

En un ensayo clínico desarrollado en un hospital universitario de Tokio, mejoraron su hipertensión un 47,5% de las personas después de tomar extracto de Reishi.

Ha sido usado en la medicina tradicional China desde hace más de 4,000 años para el tratamiento de trastornos del hígado, presión arterial alta, artritis y otras dolencias.

Acción contra los radicales libres:

Estas moléculas inestables ocasionan una gran cantidad de enfermedades degenerativas, además de provocar el envejecimiento prematuro. Los antioxidantes contenidos en este hongo ocasionan una disminución de este efecto similar al de la vitamina C.

Acción depurativa:

Aunque el término "depurativo" no está contemplado en la medicina tradicional, en las terapias naturales se define como aquellas plantas o nutrientes que ayudan a eliminar las sustancias perjudiciales, sea de la sangre, intestino, linfa, riñones o pulmones. Este efecto también está presente en el Reishi, lo que sumado a sus acciones anteriores le convierte en un alimento de especial interés.

Adaptógeno

Es igualmente notorio su efecto como adaptógeno, lo que le convierte en un suplemento nutritivo para ser empleado incluso sin una enfermedad orgánica manifiesta. Los adaptógenos, entre los cuales están la Jalea real, el Ginseng y el Eleuterococo, son sustancias naturales que actúan en el conjunto orgánico, aunque de forma más activa en la glándula suprarrenal, logrando una mejor adaptación a las circunstancias adversas, sea por estrés, enfermedades, climatología, exceso de trabajo o tensiones emocionales continuadas.

Afecciones circulatorias:

Aunque hay menos estudios que avalen su eficacia, los primeros ensayos son prometedores, encontrándose una normalización de la tensión arterial en casos de hipertensión, quizá por su efecto sobre la pared arterial. Se evidencia una disminución de las hiperlipidemias (exceso de lípidos en sangre), mejorando la arteriosclerosis y la predisposición a padecer tromboembolias.

En un ensayo clínico desarrollado en un hospital universitario de Tokio, mejoraron su hipertensión un 47,5% de las personas después de tomar extracto de Reishi.

Alergias

Se ha demostrado que inhibe de manera significativa las reacciones sintomáticas de las alergias, incluyendo efectos positivos contra el asma y la dermatitis por contacto. Se puede simultanear con los medicamentos habituales, permitiendo así disminuir las dosis. Esta propiedad es una de las más interesantes, habida cuenta del carácter crónico que suelen tener estas enfermedades, especialmente el asma de origen alérgico. Su eficacia, aunque menor, es similar a los antihistamínicos.

Una de sus mejores aplicaciones son las alergias alimentarias, especialmente frecuentes en niños, estimándose en un 3 a 7% la población infantil afectada y un 2% de la población adulta. ¿Se podría prever esta patología tomando el Reishi antes de cada comida? Los resultados obtenidos hasta el momento con esta terapia son muy buenos, alcanzando un 70 a 80% de éxito.

El problema de las personas afectadas o sus cuidadores, es que ni siquiera la lectura de la composición impresa en los envases nos puede asegurar que ese alimento precisamente no nos vaya a causar algún daño de tipo alérgico. Además, y aunque los síntomas suelen aparecer de forma inmediata, en ocasiones se manifiestan de forma tardía, unas horas o días después de ingerir el alimento causante, lo que impide establecer un diagnóstico casual.

Su efecto más notorio es para mitigar las reacciones sintomáticas de las alergias, pudiendo emplearlo de modo conjunto con los medicamentos habituales, permitiendo así disminuir las dosis. Su eficacia, aunque menor, es similar a los antihistamínicos. Estos efectos se deben a su compleja composición, entre la cual los compuestos más importantes son:

Triterpenoides: se comportan como antiinflamatorios naturales, calmando las vías respiratorias irritadas y suavizándolas.

Ácidos ganodéricos: reducen la liberación excesiva de histamina, el principal responsable de las manifestaciones alérgicas.

Antioxidantes: los antioxidantes presentes en el Reishi controlan la formación de los radicales libres, fortaleciendo así las defensas naturales y evitando que su cronicidad ocasione daños irreversibles.

Antiinflamatorio

Es igualmente importante su efecto antiinflamatorio, quizá debido a su acción sobre las prostaglandinas, unas sustancias que regulan los procesos que dan lugar a la inflamación. De igual modo, sus propiedades como adaptógeno son notorias, lo que le convierte en un suplemento nutritivo para ser empleado incluso sin una enfermedad orgánica manifiesta. Los adaptógenos, entre los cuales están la Jalea real, el Ginseng y el Eleuterococo, son sustancias naturales que actúan en el conjunto orgánico, aunque de forma más activa en la glándula suprarrenal, logrando una mejor adaptación a las circunstancias adversas, sea por estrés, enfermedades, climatología, exceso de trabajo o tensiones emocionales continuadas.

En 1990, investigadores del Centro de Ciencias de la Salud de la Universidad de Texas en San Antonio encontraron que era eficaz en las inflamaciones osteoarticulares (reumatismos en general), mialgias, tortícolis y contracturas musculares. El alivio del dolor parece rápido, quizá por su marcado efecto antiinflamatorio, aunque también podría actuar sobre los receptores del dolor, haciéndolos menos sensibles.

Bajas defensas orgánicas en general:

A nuestro juicio, esta es la mayor de sus propiedades. Su acción sobre las defensas orgánicas es bastante enérgica, permitiendo desencadenar un proceso autocurativo eficaz en diversas patologías.

Cáncer:

El Dr. Morishige (un renombrado cirujano japonés y miembro del Instituto de Ciencia y Medicina Linus Pauling), afirma que su eficacia en la prevención y tratamiento del cáncer se debe a su composición en polisacáridos, los cuales fortalecen el sistema inmunológico. Se puede reforzar, según el mismo doctor, con altas dosis de vitamina C, la cual parece aumentar la efectividad de este hongo.

Reduce los efectos secundarios durante el tratamiento con radio y quimioterapia. En los casos graves prolonga los tiempos de supervivencia y aumenta la calidad de vida. Su efecto es más notorio en el cáncer de mama e hígado.

El REISHI es recomendado como terapia oncológica adjunta por la Organización Mundial de la Salud (O.M.S.).

Prolongar la vida

El Reishi ha sido alabado durante mucho tiempo por profesionales de la salud en China y Japón. Siempre fue considerado por la realeza oriental como la medicina de la inmortalidad. Aunque el mundo occidental apenas ha comenzado a ver la superficie en cuanto a su verdadero potencial de curación, los investigadores han acumulado gran cantidad de datos que demuestran que el hongo reishi sin duda tiene propiedades que extienden la vida. La investigación llevada a cabo en ratones de laboratorio mostró que reishi era responsable de prolongar la vida en alrededor de un 9 % a un 20 %, el equivalente de 7 a 16 años en humanos.

Los investigadores ahora saben que hay tres componentes principales esenciales para sus propiedades anti-envejecimiento. Sus polisacáridos ayudan a evitar el cáncer mediante la estimulación del sistema inmune. Sus triterpenos protegen al hígado, reducen los niveles de colesterol y estabilizan la presión arterial. Su péptido *Ganoderma lucidum* también desempeña un papel antioxidante muy importante. Estos componentes clave, proporcionan la mejor protección posible a nivel celular o de ADN.

En un estudio llevado a cabo con humanos, 1.100 mg de hongo reishi se le dio a participantes sanos. Los científicos observaron que los niveles de antioxidantes en plasma aumentaron con bastante rapidez y estaban en su punto más alto después de aproximadamente 90 minutos, mientras que la capacidad antioxidante de la orina (la medida de lo que ha estado en el cuerpo para ser expulsado) aumentó en un 29 % después de sólo 3 horas. Lo más importante, no se informó de efectos de toxicidad o efectos secundarios al final de este estudio.

Ha sido usado en la medicina tradicional China desde hace más de 4,000 años para el tratamiento de trastornos del hígado, presión arterial alta, artritis y otras dolencias.

Precauciones

Las personas que toman medicamentos que afectan a la coagulación sanguínea como aspirina, warfarina, heparina, clopidogrel, pentoxifilina o tricolpidina, deben tomarlo bajo supervisión médica.

Como es habitual, las mujeres embarazadas deben consultar a un médico experto antes de tomar Reishi.

Dosis

Se recomiendan de forma general 1,5-9 gramos de la seta cruda y seca por día, 1-1,5 gramos diarios en forma de polvo, 1 ml por día del extracto, o como té. Las cápsulas suelen contener 300-500 mg. De cualquier modo, consulte con un experto para tratamientos prolongados.

Interacciones medicamentosas

Las personas que toman medicamentos que afectan a la coagulación sanguínea como aspirina, warfarina, heparina, clopidogrel, pentoxifilina o tricolpidina, deben tomarlo bajo supervisión médica.

Como es habitual, las mujeres embarazadas deben consultar a un médico experto antes de tomar Reishi.

SEMILLAS

Cómo comer las semillas

Sólo hay una manera de obtener los nutrientes de las semillas y es comerlas crudas, pues una vez expuestas al calor, pueden producir sustancias tóxicas y las vitaminas, minerales, enzimas y aceites esenciales se desnaturalizan. Pasa de ser un alimento vivo a uno muerto o, al menos, modificado.

No hay semilla en la tierra que pueda soportar ser asada, tostada o calentada sin romper sus componentes nutricionales y la información de su ADN. No obstante, pueden ser remojadas, molidas o en puré, especialmente si la cáscara o capa de una semilla es demasiado difícil de triturar con los dientes. Así que:

Elija semillas crudas y sin sal

Evite aquellas que están recubiertas de azúcar o tostadas.

SEMILLAS DE SÉSAMO
Sesamum indicum

Las semillas de sésamo se han cultivado en las regiones tropicales de todo el mundo desde tiempos prehistóricos, y según una leyenda asiria, cuando los dioses se reunieron para crear el mundo, bebían vino elaborado con semillas de sésamo.

Se cree que estas semillas se originaron en la India, según dicen leyendas hindúes. En estas leyendas, se cuenta que representan un símbolo de la inmortalidad. Desde la India, se introdujeron en todo el Oriente Medio, África y Asia.

Fueron uno de los primeros cultivos procesados por el petróleo, así como uno de los primeros condimentos. La adición a los productos horneados se remonta a los tiempos del antiguo Egipto, según se ve en una pintura antigua en una tumba que representa un panadero añadiendo las semillas a la masa de pan.

Fueron llevadas a América del Norte desde África durante el siglo XVII y actualmente, los mayores productores comerciales son la India, China y México.

Las semillas de sésamo podría ser el más antiguo condimento conocido por el hombre, siendo muy apreciadas por su aceite, que es excepcionalmente resistente a la rancidez.

Composición:

Contiene dos sustancias únicas: sesamina y sesamolina que pertenecen a un grupo de fibras beneficiosas especiales llamados lignanos.

Omega 3.

Minerales: Cobre, manganeso, calcio, magnesio, fósforo, hierro, zinc, molibdeno, selenio, vitamina B1 y fibra. Pero no solamente son una gran fuente de fibra, compatible con una función digestiva saludable, sino que su riqueza en nutrientes ayuda a prevenir las enfermedades y promover la salud en general.

Están llenas de proteínas de alta calidad, hasta un 20% de su peso, especialmente recomendables para quienes buscan las proteínas de origen vegetal en lugar de proteínas animales.

Propiedades terapéuticas:

Diabetes. El aceite de sésamo se ha demostrado que previene la diabetes, y también puede mejorar la glucosa en plasma en los diabéticos hipersensibles.

Su contenido en magnesio hace disminuir la presión arterial.

Ayuda a los niveles más bajos de colesterol, ya que contiene fitoesteroles que bloquean la producción de colesterol. El sésamo negro es especialmente rico en fitoesteroles.

Corrige el estreñimiento por su alto contenido de fibra.

Su contenido de zinc ayuda a producir colágeno, dando a la piel más elasticidad y a reparar los tejidos corporales dañados.

El uso regular de aceite de sésamo puede reducir el cáncer de piel.

Puede ayudar a la salud del corazón mediante la prevención de las lesiones ateroscleróticas por la presencia de antioxidantes y el compuesto antiinflamatorio conocido como sesamol.

La vitamina B1 (tiamina) y el aminoácido triptófano, son calmantes que ayudan a producir serotonina, lo que reduce el dolor, ayuda a los estados de ánimo y a dormir profundamente.

Son particularmente ricas en hierro, muy recomendables para las personas con anemia y debilidad.

Protege de los daños por radiación al ADN. El sesamol es el elemento clave.

Alivia la artritis por su contenido en cobre y fortalece los huesos, articulaciones y vasos sanguíneos.

Ayuda a proteger el impacto del alcohol sobre el hígado.

Previene las arrugas y el aceite de semilla de sésamo impide que los rayos ultravioletas dañinos del sol dañen la piel, previniendo la aparición de arrugas y la pigmentación excesiva.

Alienta a la salud ósea y previene la osteoporosis. Un puñado de semillas de sésamo contiene más calcio que un vaso de leche. El alto contenido en zinc del sésamo también aumenta la densidad mineral ósea.

Un masaje de aceite de sésamo en los bebés mejora el crecimiento y el sueño. Las erupciones en la piel de un bebé -especialmente cuando son producidas por el pañal- pueden ser evitadas con aceite de semilla de sésamo en la piel. Como beneficio adicional, también ayuda a revertir la piel seca.

En la medicina tradicional china, hay una relación entre el hígado y los ojos. El hígado envía sangre a los ojos para apoyar el funcionamiento y las semillas de sésamo negro son las mejores para esto.

El aceite se ha utilizado para la salud oral durante miles de años en el Ayurveda para reducir la placa dental, blanquear los dientes, y mejorar la salud en general.

El magnesio ayuda a prevenir trastornos respiratorios mediante la prevención de espasmos de las vías respiratorias y el asma.

Mantiene un cabello sano.

Efectos secundarios:

Reacciones alérgicas

A escala mundial, y especialmente en países como Canadá, Japón e Israel, los últimos 10 años se han caracterizado por un aumento de la prevalencia de alergia a la semilla de sésamo. Los investigadores creen que la aparición cada vez más común de alergia al sésamo puede estar relacionada con tres factores importantes: un factor es el uso cada vez más generalizado de los componentes del aceite de sésamo y las semillas en los alimentos y productos cosméticos. El aceite de sésamo se ha convertido en un componente cada vez más común en los aceites para la piel y de masaje, y también puede ser encontrado en productos para el cuidado del cabello, cosméticos, perfumes, jabones, aceites tópicos, y protectores solares. Quizá, y eso aún no lo sabemos, es la incompatibilidad de las sustancias que acompañan al sésamo en estos productos, y no el aceite en sí.

Dentro de la oferta de alimentos, puede encontrarse a menudo en las galletas, pastas, salsas y cremas para untar, hamburguesas de soja, el tempeh (soja fermentada), barras de granola, y otros alimentos. Tahini es una mantequilla hecha a partir de semillas de sésamo. El Gomasio es una sal basada en sésamo. Halvah es un postre dulce hecho a menudo con pasta de sésamo. En la etiqueta del producto, se debe sospechar la presencia de sésamo cada vez que vea cualquiera de las siguientes descripciones: sesamol, sesamolina, pasta de sésamo, tahina, aceite de sésamo, aceite de til, o benniseed.

Un segundo factor importante puede ser la reactividad cruzada, tal y como hemos advertido en los cosméticos. Aunque no es del todo concluyente, la investigación en esta área sugiere que las personas con alergia a los cacahuetes, nueces, avellanas o castañas, también pueden experimentar reacciones alérgicas a las semillas de sésamo. Esta respuesta alérgica es probable que incluya proteínas que se encuentran no sólo en las semillas de sésamo, sino también en los otros alimentos mencionados anteriormente. Alternativamente, la respuesta alérgica a las semillas de sésamo puede estar relacionada con proteínas como oleosinas (que son proteínas de almacenamiento que se encuentran en una amplia variedad de frutos secos y semillas).

Un factor importante final puede ser la contaminación relacionada con el procesamiento, en las instalaciones, por contacto accidental durante el almacenamiento y el transporte (por ejemplo, la rotación de nueces y semillas en los contenedores de almacenamiento a granel).

Los 8 tipos de alimentos clasificados como alérgenos principales son los siguientes: trigo, leche de vaca, huevos de gallina, pescado, mariscos crustáceos (incluyendo el camarón, gambas, langostas y cangrejos); frutos secos (incluidos los anacardos, almendras, nueces, pacanas, pistachos, nueces de Brasil, avellanas, castañas); cacahuetes; y los alimentos de soja. En el caso de las semillas de sésamo, además de las preocupaciones planteadas anteriormente, también hay cierta evidencia que muestra reactividad cruzada con los cacahuetes, las nueces y las castañas de cajú (anacardos).

Usos culinarios:

Introducir las semillas de sésamo en las comidas es una tarea muy fácil y deliciosa.

Estamos acostumbrados a ver las semillas de sésamo blanco utilizadas en la cocción, pero las semillas de sésamo negro son más ricas en ciertos nutrientes.

Añadir las semillas de sésamo en la masa la próxima vez que haga pan casero, magdalenas o galletas.

Utilice el gomasio, un condimento macrobiótico tradicional, elaborado con sésamo, para amenizar su comida. Puede comprarlo en una tienda de alimentos saludables o hacerlo en casa mediante un simple mortero. Simplemente mezcle sal marina con semillas tostadas secas.

Las semillas de sésamo añaden un gran toque especial al brócoli al vapor que ha sido rociado con jugo de limón.

Utilice pasta de sésamo en el pan tostado y rocíelo con miel para un capricho o combínelo con miso para un aperitivo salado.

Combine las semillas tostadas con vinagre de arroz, salsa de soja y el ajo picado, y úselo como aderezo para ensaladas, verduras y fideos.

Saltee el pollo con semillas de sésamo, salsa de soja, ajo, jengibre y vegetales de su preferencia para una cena saludable, pero rápida, de inspiración asiática.

Coma galletas de sésamo como un bocadillo saludable.

La pasta Tahini, uno de los principales ingredientes del humus, se hace a partir de semillas de sésamo.

También se puede incorporar las semillas de sésamo en batidos y frutas secas. O adornar la ensalada o verduras para un crujiente sabor a nuez.

Para mantener las semillas lo más saludable posible, busque semillas crudas o tostadas y tenga cuidado con las saladas.

LAS ALGAS

Las algas son un grupo de organismos como las plantas, pero estructuralmente simples, que producen oxígeno al realizar el proceso de la fotosíntesis. En la posición más elevada de las rocas se encuentra una costra de algas verde-azuladas, un punto de transición entre el medio ambiente terrestre y marino que solamente se ve inundado durante las mareas. Estas algas están protegidas por una cubierta gelatinosa para combatir la desecación, mientras que por debajo de la zona blanca, y en algunos otros lugares, aparecen las algas marinas, elementos que carecen de raíces y se agarran a las rocas mediante una especie de zarcillos.

Las algas pardas alcanzan más de 2,5 m de longitud, siendo las más comunes las que poseen vesículas flotadoras, como fucales, con numerosas protuberancias en el talo que les permiten flotar. En la zona inferior, sólo al descubierto durante las mareas vivas, se encuentran las algas Kelp y Laminarias.

Características organolépticas

Abundan más que los vegetales terrestres, no requieren cuidados, ni siembra, ni condiciones especiales, y a pesar de que son ricas en sustancias nutritivas apenas son utilizadas para el consumo humano. Se diría que nos gusta más comer aquello que es complejo de elaborar, que se encuentra en pequeña cantidad y que solamente es privilegio de algunos.

Las algas marinas solamente tienen en su contra la sal presente en el agua donde habitan, pero una vez eliminada todo es cuestión de encontrar la manera adecuada de cocinarlas y hacerlas apetitosas. Quienes dicen que no son agradables al paladar deberían recordar el sabor de la carne cruda, de los guisantes sin cocinar, del café sin azúcar o de las setas comidas in situ. Muchos de los alimentos que comemos solamente son agradables al paladar cuando los sometemos a algún proceso culinario; las algas, por tanto, no son una excepción y requieren un tratamiento adecuado.

ALGA WAKAME

Ingrediente básico en los platos chinos, se trata de un alga de color verde claro, de una longitud no superior al metro y que se encuentra con frecuencia en los mares cercanos a China, Japón y Corea, aunque en la actualidad se cultiva masivamente en los mares británicos. Necesita una temperatura inferior a los 20 grados y se recolecta en primavera.

Composición
Carbohidratos: 21,9%
Proteínas: 16,5%
Grasas: 1,5%
Humedad: 13,5%
Fibra: 14,0%
Cenizas: 32,7%
Calcio 120 mg/100 gr.

Se comercializa exclusivamente desecada y se prepara dejándola remojar previamente 20 minutos para su consumo en ensaladas. En platos de sopa hay que cocerla al menos 15 minutos.
Aplicaciones
Se emplea básicamente como aditivo culinario, aunque también posee propiedades comunes al resto de las algas, en especial su efecto laxante. Es un buen alimento en dietas hipocalóricas y ricas en proteínas.

ALGAS KOMBU

Estas algas verdes son los miembros mayores de las algas y suman entre 6.000 y 7.000 especies. Se les conoce con el nombre de algas verdes debido al intenso color que otorga la clorofila, poseyendo la mayoría paredes celulares con dos capas, una interna de celulosa y otra externa con pectina.

Las formas marinas de estas algas son fáciles de ver en las rocas costeras cuando baja la marea.

Las algas verdes tienen una enorme importancia en la cadena alimenticia, pues constituyen una fuente de alimento para otros organismos acuáticos y contribuyen al aporte de oxígeno atmosférico.

Conocidas también como Laminarias, se trata de un alga que se encuentra en aguas frías de Inglaterra y Japón, de color verde oscuro y que suele estar formada por talos de hasta 5 cm de ancho y casi 2 metros de largo.

Se emplea abundantemente en la cocina china por su contenido en mucílagos espesantes y por su riqueza en glutamato monosódico, el controvertido componente habitual de los platos chinos, esencial para darle el peculiar sabor.

Sin embargo, los detractores dicen que es el causante de las habituales jaquecas que causa este tipo de comida, por otro lado sabrosa y muy digestiva.

Su composición es la siguiente:
Carbohidratos: 57,5%
Proteínas: 5,5%
Agua: 14,7 %
Grasas: 2,5%
Fibra: 8,0%

Fósforo: 150 mg.
Calcio: 800 mg.
Cenizas: 14,5%

Para prepararla se ponen en agua durante al menos media hora y se puede entonces añadir troceada a cualquier plato. Si se quiere evitar el remojo previo se incorporará a algún guiso de legumbres que ya esté cociendo o a una sopa, al menos durante un tiempo no inferior a 20 minutos.

Es muy adecuada para platos de cereales cocidos y mezclada con salsa de soja tiene un sabor insuperable.

Aplicaciones

Se emplea también en pastillas, infusiones y como condimento para dietas de adelgazamiento, aunque su principal efecto es para quitar el apetito ya que los mucílagos que contiene se hinchan en el estómago y neutralizan el hambre.

Son adecuadas en dietas vegetarianas por su gran contenido en aminoácidos esenciales y minerales, en aerofagias, estreñimiento y alimentación sana.

www.ingramcontent.com/pod-product-compliance
Lightning Source LLC
Chambersburg PA
CBHW060335200326
41519CB00011BA/1942